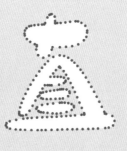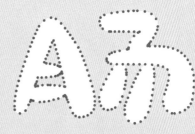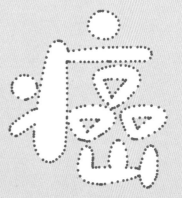

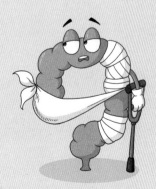

·季加孚·　·张　宁·　　　肿瘤科普百科丛书

总主编　执行总主编

结直肠癌

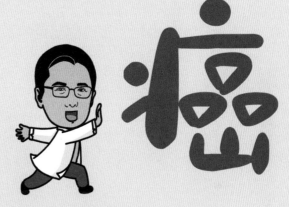

主　编　季加孚
副主编　步召德　冷家骅
编　者（按姓氏笔画排序）

王安强	北京大学肿瘤医院	张　霁　北京大学肿瘤医院
冯梦宇	北京大学肿瘤医院	张一楠　北京大学肿瘤医院
李　阳	北京大学肿瘤医院	范　彪　北京大学肿瘤医院
李嘉临	北京大学肿瘤医院	季　科　北京大学肿瘤医院
杨合利	北京大学肿瘤医院	季　鑫　北京大学肿瘤医院
步召德	北京大学肿瘤医院	季加孚　北京大学肿瘤医院
吴晓江	北京大学肿瘤医院	宗祥龙　北京大学肿瘤医院
何　流	北京大学肿瘤医院	贾子豫　北京大学肿瘤医院
冷家骅	北京大学肿瘤医院	

秘　书　何　流　北京大学肿瘤医院

人民卫生出版社
·北京·

《肿瘤科普百科丛书》编写委员会

序

　　健康是促进人全面发展的必然要求，是经济社会发展的基础条件，是民族昌盛和国家富强的重要标志。人们常把健康比作1，事业、家庭、名誉、财富等就是1后面的0，人生圆满全系于1的稳固。目前我国卫生健康事业长足发展，居民主要健康指标总体优于其他中高收入国家平均水平，健康中国占据着优先发展的战略地位。但随着工业化、城镇化、人口老龄化进程加快，中国居民生产生活方式和疾病谱不断发生变化。心脑血管疾病、癌症、慢性呼吸系统疾病、糖尿病等慢性非传染性疾病导致的死亡人数占总死亡人数的88%，这些疾病负担占疾病总负担的70%以上。了解防控和初步处理这些疾病的知识，毋庸置疑，会降低这些疾病的发生率和死亡率，会降低由这些疾病导致的巨大负担。

　　我国人口众多，人均受教育水平较低，公众的健康素养存在很大的城乡差别、地区差别、职业差别，因此公众整体的健康素养水平较低。居民健康知识知晓率低，吸烟、过量饮酒、缺乏锻炼、不合理膳食等不健康生活方式比较普遍，由此引起的疾病问题日益突出。《"健康中国2030"规划纲要》中指出，需要坚持预防为主，深入开展爱国卫生运动，倡导健康文明生活方式，预防控制重大疾病。这是健康中国战略的重要一环，需要将医学知识、健康知识用公众易于理解、接受和参与的方式进行普及。这种普及必须运用社会化、群众化和经常化的科普方式，充分利用现代社会的多种信息传播媒体，不失时机地广泛渗透到各种社会活动之中，才能更有效地助力健康中国战略。

　　据统计，中国每天有1万人确诊癌症，癌症是影响人民身体健康的重要杀手之一。在众多活跃于肿瘤临床一线、热衷于为人民健康付出的专家们的支持和努力下，通过多次研讨，我们撰写了这套《肿瘤科普百科丛书》，它涵盖了我国最常见的肿瘤。我们在吸取类似科普读物优点的基础上，不单纯以疾病分类为纲要介绍，还以患者对不同疾病最关心的问题为中心进行介绍。同时辅以更加通俗的语言和图画，描述一个器官相关的健康、保健知识，不但可以使"白丁"启蒙，还可以使初步了解癌症知识的人提高水平。

最后，在此我衷心感谢每一位主编和编委的支持和努力，感谢每位专家在繁忙的工作之余，仍然为使患者最终获益的共同目标而努力，也希望该丛书能够助力健康中国行动。

季加孚

北京大学肿瘤医院　北京市肿瘤防治研究所

2022 年 4 月

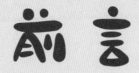

前　言

　　我国恶性肿瘤的发病率近年来仍呈现稳中有升的态势，特别是结直肠癌已经成为严重威胁人民生命安全的最好发的恶性肿瘤之一。同时，不断攀升的费用支出给患者家庭及国家都带来了沉重的负担。医患之间的信息不对称在一定程度上加剧了紧张的医患关系，进而影响肿瘤治疗的结局。他山之石可以攻玉，要想从根本上扭转目前结直肠癌对我国人民的健康威胁就必须在政府的高度重视下将科普作为实现健康中国战略的重要手段，将医学科学与健康教育有机结合，将科普阵地作为极具经济性的另一个抗癌战场，从而不断提高全体国民的健康素养，提高个人与各级医疗服务机构的健康管理能力和防病治病能力。

　　"十四五"期间，我国把保障人民健康放在优先发展的战略位置。坚持基本医疗卫生事业的公益性，聚焦影响人民健康的重大疾病和主要问题，加快实施健康中国行动，为人民提供全方位全周期的健康服务。本书的出版正处于这样一个历史时期。全民健康的目标给专家和民众都提出了新的要求。医务人员除了在医疗机构救死扶伤诊治患者外还应该认识到科普也是医学工作者的重要责任，让医学学术之光不仅照亮患者的康复之路，更能引导广大人民群众的健康维护之旅。

　　结直肠癌的前世今生是怎样的？如何评价罹患结直肠癌的风险？如何通过行为干预和医疗处置预防结直肠癌的发生？各种传统和前沿的诊疗技术到底能为患者带来怎样的价值？如何在多种诊疗方式中做出选择？如何在诊疗过程中本着安全有效经济的原则并以积极乐观的心态配合医护人员共同做出明智的决定？此上种种疑惑不一而足，但相信广大读者均可在本书中找到相应解答，得到某种启发。

　　在维系健康的过程中，医务工作者在科普的舞台上同样发挥着重要的作用。本书的编者均为广受患者好评的肿瘤专家，他（她）们精于学术论文的撰写，但不同于学术论文，医学科普需要有温度的健康守门人为民众普及关注民生的医学科学。本书秉承科普宣教的原则，避免晦涩难懂的医学专业词汇的使用，力图用老百姓听得懂的话、看得懂的图破译肿瘤谜题。书中各个部分独立成章，解答着最受患者及民众关注的健康问题，在适宜阅读的小篇幅内给出解答。同时，在严密的组织撰写下，本书还为读者呈现出较为完整的肿瘤背景知识和协调统一的逻辑思路。这一点既有利于读者对特定肿瘤问题进行深入了解，又使本书不会因较强的可读性和趣味性而失去科学性。但不可回避的是，限于既定的时间和篇幅，也受医学认知的历史局限性影响，本书对满足民众的期待尚有一定不足，在一些争议问题的解答上也存在一定的主观性，欢迎各位读者指正以便修订。

加强科普教育力度、提高健康宣教水平、精准对接百姓的健康需求，让信任和理解成就和谐的医患关系。用教育的力量改变不良行为习惯，提高我国民众的综合健康素养。让我们与读者共同努力，为健康中国建设贡献更大力量。

季加孚

北京大学肿瘤医院　北京市肿瘤防治研究所

2022 年 4 月

目 录

三、结直肠癌的诊断 24

一、关于结直肠

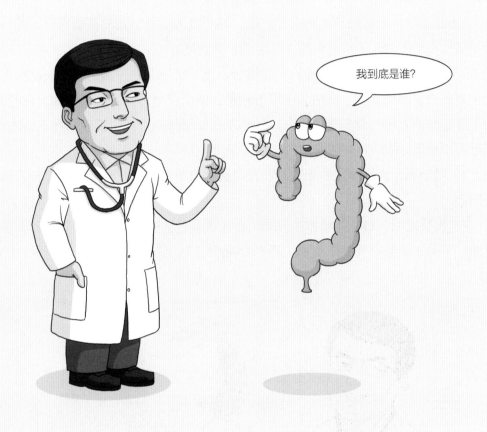

我到底是谁?

1. 什么是结肠

结肠在大肠的中段，也是大肠的主要部分。与盲肠相连，上行的一段称为升结肠，在腹腔内横行的一段称为横结肠，下行的一段称为降结肠，在左髂骨附近形成"乙"字形的一段叫乙状结肠。

2. 什么是直肠

直肠是肠管最末的一段，上方与乙状结肠相连，下方与肛门相连，作用为吸收水分。当粪便到达直肠时，直肠收缩，肛门周围括约肌张开，粪便就能从肛门排出了。

3. 结直肠在人体的什么位置

（1）结肠：在右髂窝内续于盲肠，在第3骶椎平面连接直肠。结肠分升结肠、横结肠、降结肠和乙状结肠四部分，大部分固定于腹后壁，结肠的排列酷似英文字母"M"，将小肠包围在内。结肠的直径自其起端6cm，逐渐递减为乙状结肠末端的2.5cm，这是全结肠肠腔最狭细的部位。

1）升结肠：居盲肠与结肠右曲之间，其长度因盲肠位置的高低而异。升结肠后壁借结缔组织贴附于右肾和腰大肌前面，活动度甚小。

2）横结肠：起自结肠右曲，向左横行，止于结肠左曲。横结肠由横结肠系膜连于腹后壁，活动度大，横结肠中部下垂至脐或低于脐平面。结肠右曲又称肝曲，位于肝右曲下方和右肾下端的前方。结肠左曲又称脾曲，其位置较结肠右曲为高，接近脾和胰尾，故结肠左曲的位置较高较深。

3）降结肠：自结肠左曲起，沿左肾与腰大肌前面下行，至左髂嵴处与乙状结肠相连。

4）乙状结肠：自左髂嵴水平开始，沿左髂窝转入盆腔内，全长呈"乙"字形弯曲，至第3骶椎平面续于直肠。乙状结肠借乙状结肠系膜连于骨盆侧壁，活动

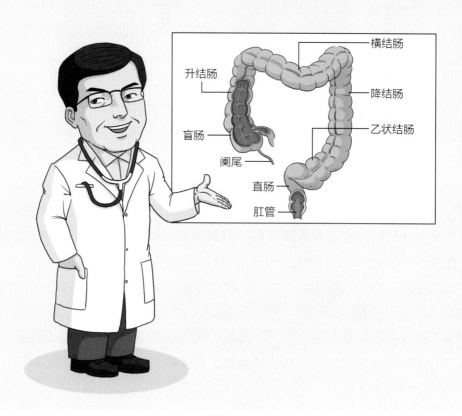

度较大。

（2）直肠：直肠为大肠的末端，长约 15~16cm，位于小骨盆内。上端平第 3 骶椎处接续乙状结肠，沿骶骨和尾骨的前面下行，穿过盆膈，下端以肛门而终。直肠与小骨盆腔脏器的毗邻关系男女不同，男性直肠的前面有直肠膀胱陷凹、精囊、输精管壶腹、前列腺、输尿管盆部；女性则有子宫、阴道、阴道后穹隆、直肠子宫陷凹、子宫阴道隔。因此，在临床指诊时，经肛门可触查前列腺和精囊腺或子宫和阴道等。

4. 结直肠在人体中发挥怎样的作用

结肠的主要功能是吸收水分和电解质，形成、贮存和排泄粪便。水和钠的吸收主要在右半结肠。降结肠和乙状结肠也吸收一些水分，但主要作用为贮存和排泄粪便。因此，若不及时排便，粪便在结肠内停留时间过久，粪便中的水分会被吸收，粪便变干变硬，引起排便困难。此外，结肠有分泌钾离子的功能，因而粪便中的钾离子浓度较小，肠内容物中的钾离子浓度较高。

直肠是大肠的最后一部分，与肛门相通，其作用是储存粪便，具有产生便意、控制排便等生理功能，当直肠中的粪便积累到一定程度后就会向大脑发出通知，人就会排出粪便。

5. 肠壁的解剖结构是怎样的

肠壁的结构分为四层，从内向外排列，分别是黏膜、黏膜下层、肌层、外膜。黏膜和部分黏膜下层向肠腔内的突起为半环形皱襞的断面，肌层局部膨大为结肠袋。

（1）黏膜：无绒毛和环形皱襞。由内而外分为三层。

1）上皮：为单层柱状上皮，含较多的杯状细胞。

2）固有层：含大量肠腺和较多淋巴组织。肠腺为单管状腺，开口在黏膜表面。细胞组成与上皮相同。

3）黏膜肌层：为内环、外纵两层平滑肌。

（2）黏膜下层：疏松结缔组织，含较大的血管、神经、淋巴管及脂肪细胞，无肠腺。

（3）肌层：为内环行和外纵行两层平滑肌，外纵行平滑肌在局部增厚形成结肠带。

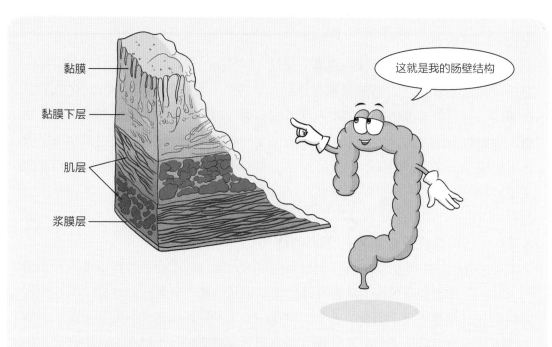

黏膜

黏膜下层

肌层

浆膜层

这就是我的肠壁结构

（4）外膜：为纤维膜或浆膜。

6. 结直肠的血液供应系统是如何构成的

升结肠的血供来自肠系膜上动脉的两个动脉分支：回结肠动脉和右结肠动脉，它们形成的动脉弓发出分支到结肠壁中部。

横结肠的血供来自肠系膜上动脉的结肠中动脉。有研究发现大约 1/3 的人结肠脾曲由结肠中动脉供血；剩下的人脾曲和横结肠左侧部分的血供由左结肠动脉提供，它是肠系膜下动脉的一个分支。

降结肠、乙状结肠及上部直肠的血供来自肠系膜下动脉的左结肠动脉分支、乙状结肠动脉分支、直肠上动脉分支。

7. 结直肠的淋巴是怎样引流的

结肠和腹腔其他器官一样，淋巴引流与血管伴行，特别是静脉系统。淋巴引流途径是经过肠壁收集回流至对应肠周淋巴结，再沿静脉旁淋巴管路回流至中间淋巴结，由主淋巴管汇入中央淋巴结。

直肠的淋巴结引流相对复杂，直肠壁外的淋巴管伴随着支配直肠的动脉走行，因此直肠壁外淋巴系统分为沿肠系膜下动脉、沿直肠中动脉、沿直肠下动脉引流的淋巴系统。

癌症发生时可因淋巴管阻塞而改变正常的淋巴流向，导致在意想不到的地方出现淋巴结转移。由于肠道淋巴管网在肠壁内广泛相通，因此不管哪个部位的结直肠癌，癌细胞都可以侵及其他部位的淋巴结。

8. 常见的结直肠疾病有哪些

结直肠的常见疾病包括结直肠炎性疾病、损伤性疾病、非肿瘤性息肉性疾病和结直肠肿瘤性疾病。

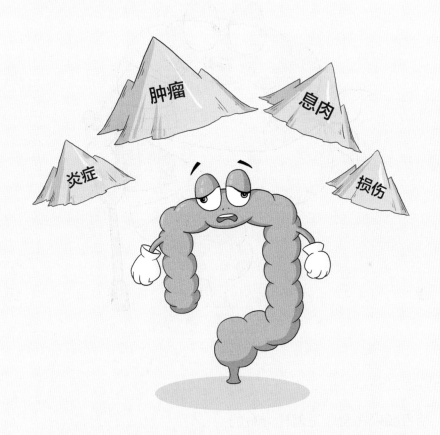

9. 常见的结直肠肿瘤性疾病有哪些

结直肠肿瘤性疾病包括良性和恶性两大类。其中，常见的结直肠良性肿瘤为腺瘤、平滑肌瘤、纤维腺瘤；常见的结直肠恶性肿瘤主要包括结直肠癌、结肠间质瘤、结肠神经内分泌瘤、结肠淋巴瘤。

（冷家骅）

二、关于结直肠癌

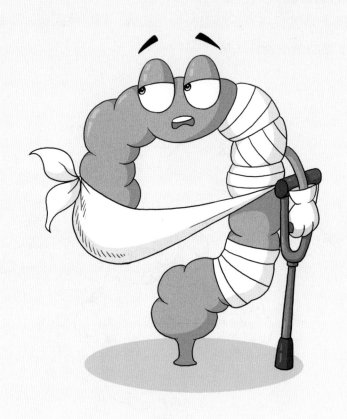

1. 结直肠癌在全球是怎样分布的

纵观全球，无论男女，结直肠癌发病率及死亡率均位居恶性肿瘤的前列。最新的流行病学资料显示，结直肠癌的发病率位列全部恶性肿瘤的第三位，仅次于肺癌和乳腺癌；而死亡率则高居第二位，仅次于肺癌。2018 年，全世界结直肠癌新发病例 180 万，死亡病例 88 万。数据显示，美国每年新增约 14 万例结直肠癌患者，其中约 9 万例为结肠癌，约 5 万例为直肠癌。每年因结直肠癌死亡的患者数高达 5 万余例，约占所有癌症死亡人数的 8%。

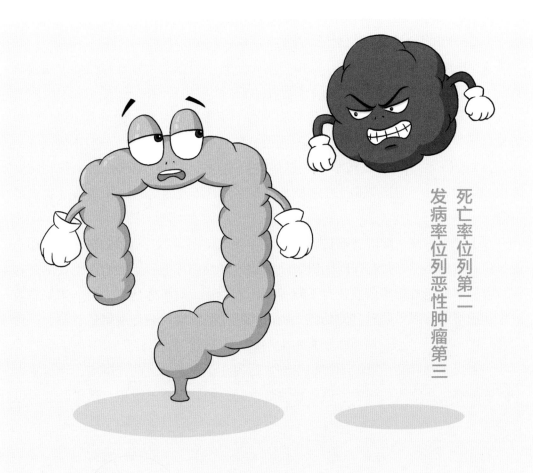

死亡率位列第二
发病率位列恶性肿瘤第三

2. 我国结直肠癌的发病情况如何

在中国，结直肠癌的发病率及死亡率呈逐年上升趋势。2015 年中国结直肠癌发病和死亡情况分析显示，结直肠癌的发病率位列全部恶性肿瘤的第三位，死亡率位列第五位，每年新发病例 38 万，死亡病例 18 万。

3. 我国结直肠癌流行病学特征如何

在中国，城市居民的结直肠癌发病率明显高于农村。有研究认为，结直肠癌的发病率与国家和地区社会经济发展情况相关。当经济快速繁荣发展，由发展中国家向发达国家进行阶段性跨越时往往会出现发病率较大幅度地上升，这可能与生活工作方式的转变有关。相关研究显示，不同的饮食习惯、环境及遗传因素的相互作用可能是地域差异的原因。

4. 肿瘤的分类标准是什么

根据肿瘤的生长方式、速度、有无转移、组织结构以及对机体的危害程度等多方面的情况，将肿瘤分为良性、恶性和交界性三类。

（1）良性肿瘤：此类肿瘤是生长能力有一定限度的肿瘤，通常有包膜，边界清楚，呈局部膨胀性生长，生长速度缓慢，肿瘤细胞分化成熟。一般不侵袭、破坏邻近组织，也不向远处转移，对机体危害较小。但良性肿瘤如果生长在特殊部位（如颅内），可压迫邻近的重要组织器官，若不及时处理，也可危及患者的生命。

（2）恶性肿瘤：此类肿瘤往往生长迅速且生长相对不受机体限制。肿瘤通常无包膜，边界不清，并有向周围组织浸润的侵袭性和迁徙到远处组织生长的转移性，且肿瘤细胞分化不成熟，有不同程度的异型性，对机体危害大。如未经有效治疗，通常可妨碍重要器官的功能，也可因其无限制地生长造成机体衰竭，而致患者死亡。其中，上皮来源的恶性肿瘤又被称为癌症。

（3）交界性肿瘤：组织形态和生物学行为介于良恶性之间的肿瘤，也可称为中间性肿瘤。在临床实践中，良、恶性难以区分的肿瘤并不少见，这类肿瘤的诊

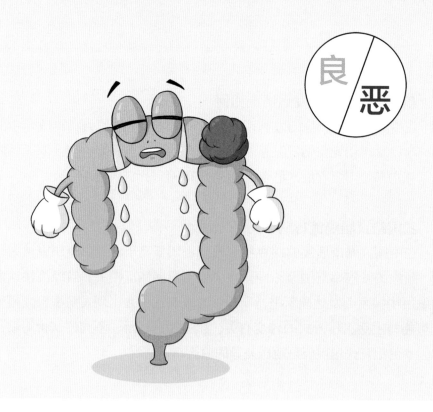

断标准往往不易确定。因此，在做交界性肿瘤诊断时，常需要附以描述和说明。交界性肿瘤还可分为局部侵袭性和偶有转移性两类。前者常局部复发，伴有浸润性和局部破坏性生长，但无转移潜能；后者除经常局部复发外，还偶可发生远处转移，转移概率 <2%。

5. 结直肠癌是什么

结直肠癌是一种起源于肠道黏膜的癌症，它具备癌症的典型特征。其主要检查手段是电子肠镜、腹部增强 CT。确诊依靠病理诊断。治疗以手术为主，化学治疗为辅。如果分期不同，治疗方案和预后就不同。

6. 结直肠癌是否能被治愈

通过规范的多学科综合治疗，相当一部分结直肠癌患者是可以完全被治愈的，早期结直肠癌患者似乎更易被治愈。同时，也有研究显示存在结直肠癌肝转移的患者也有被治愈的可能。

手术能治愈疾病，但是有肝转移的患者大多失去了手术机会。只有在切除全部肿瘤，并且患者还留有足够保持功能的肝脏的情况下，才能进行手术。很多Ⅳ期的肠癌患者是不能被治愈的，但是有少部分患者经新辅助化学治疗、新辅助放射治疗及新辅助化学治疗与放射治疗结合治疗，其肿物缩小，如此就有了行手术治疗的可能性，这就是转化治疗。只有肝转移且转移灶较少者，才有转化治疗的机会。除此之外，介入和射频消融也能弥补单纯手术的不足。

复发，就是指恶性肿瘤经过各种有效治疗后已经痊愈或临床治愈，经过一段时间，被治愈的肿瘤又重新开始生长。结直肠癌术后复发多在术后 2~3 年发生，正确地给予术前或术后放射治疗和化学治疗均可降低复发率。

因肿瘤侵及肠壁较浅，故Ⅰ期的患者手术后复发率较低。相比之下，Ⅱ期的患者有更高的复发危险。因为有淋巴结、远处组织器官的转移，所以Ⅲ、Ⅳ期的患者复发率较Ⅰ、Ⅱ期患者高。

与结肠癌复发相关的危险因素还有：病理分化差、手术切缘阳性或切缘是否阳性未知、有肠梗阻情况、术中取得淋巴结数目较少、血管及神经受侵、肠穿孔、肿瘤发生部位以及家族易感性。

因此，治疗后随访十分重要，一般至少持续 5 年。

7. 结直肠癌有哪些分类和症状

根据病理可分为管状腺癌、乳头状腺癌、未分化癌、黏液腺癌、小细胞癌等。根据部位分为左半结肠癌、右半结肠癌、直肠癌和肛管癌。

左半结肠癌通常使得患者发生大便习惯改变、黏液血便或血便、肠梗阻等。由于肿瘤增大导致左半结肠腔狭小，故便秘多见。

右半结肠癌的患者经常出现腹痛和贫血。部分患者可出现血便或黏液血便、便频、腹胀、肠梗阻等症状，但远较左半结肠癌患者少见。

最后一种比较常见的结直肠癌类型就是直肠癌，往往会使患者出现便血、排便习惯改变。癌肿易受到粪块摩擦而引起出血，多为鲜红或暗红色，与成形粪便不混合或附着于粪柱表面而易被误诊为痔疮出血。患者因病灶刺激和肿块溃疡的继发性感染，不断引起排便反射，也易被误诊为肠炎。

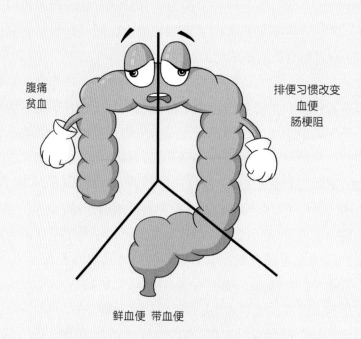

腹痛
贫血

排便习惯改变
血便
肠梗阻

鲜血便 带血便

8. 结直肠癌病因有哪些

结直肠癌的具体病因尚未明确。目前认为，结直肠癌是以下多种因素协同作用的结果。

（1）饮食因素：低纤维饮食、高脂高蛋白饮食、缺乏微量元素与维生素的饮食（包括缺乏钙、硒、钼、抗氧化维生素 A、维生素 C、维生素 E 和 β 胡萝卜素）等。

（2）遗传因素：家族性腺瘤性息肉病 100% 会发生癌变。此外有肠癌家族史者，发病风险比正常人高 4 倍。

（3）化学致癌物质：亚硝酸盐及其化合物是导致肠癌的最重要的化学致癌物质，煎炸烘烤食物中的甲基芳香胺也与肠癌的发生密切相关。此外，胆汁酸和胆固醇在肠道厌氧菌群的作用下也可形成多种化学致癌物质。

（4）消化道疾病：溃疡性结肠炎、克罗恩病、大肠腺瘤、直肠息肉均可增加患结直肠癌的概率。

（5）生活方式：肥胖、心理情绪紧张、吸烟饮酒等。

（6）寄生虫：慢性血吸虫病也会导致结直肠癌。

9. 结直肠癌患者可能出现哪些伴随症状

随着疾病的发展，结直肠癌患者可能因恶病质、肿瘤局部浸润、肿瘤发生远处转移而产生伴随症状。晚期肿瘤患者会因长期腹胀、腹痛，出现进食减少及肠道功能减退，引起营养不良，体重明显下降，后期可出现严重消瘦，称之为恶病质。结直肠癌侵及周围组织或器官可造成相应的临床症状，如直肠癌侵及骶神经丛，可导致腰骶部持续疼痛。侵犯前列腺、膀胱，可引起血尿、尿频、尿急。男性患者侵犯精囊腺、生殖管道会引起血精和射精疼痛。女性患者侵犯阴道后壁可能会引起直肠阴道瘘。结直肠癌可通过血液转移至肝脏、肺脏、骨等部位，转移至肝脏可出现肝功能受损、黄疸、肝区疼痛，转移至肺部可出现呼吸困难、头晕头痛，骨转移部位可出现剧烈疼痛，甚至发生病理性骨折。

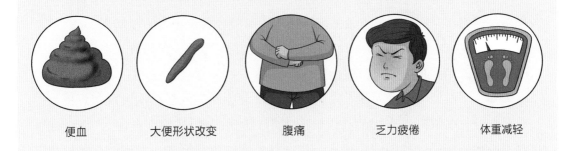

| 便血 | 大便形状改变 | 腹痛 | 乏力疲倦 | 体重减轻 |

10. 结直肠癌大多在什么年龄发病

患结直肠癌的一大危险因素是年龄。年龄大于 50 岁者多发，结直肠癌发病的平均年龄是 72 岁。国内有研究提出从 40 岁以后患肠癌的概率开始快速增加，80~85 岁的发病率达到高峰，与国际相关文献的研究结果相似。

11. 结直肠癌会遗传吗，其发病同什么基因有关

30% 以上的结直肠癌患者有家族遗传史，大概 5% 的结直肠癌是由遗传变异因素所引起。

家族史与患肠癌发病风险的关系非常密切。如果近亲属中有被诊断患肠癌者，其本人患癌风险会很高；如果亲属中有年轻时即患肠癌者或多个亲属患肠癌，其本人患癌风险就会更高，所以结直肠癌与遗传是有关系的。

某些基因病可能增加患肠癌的概率：

（1）林奇综合征又称遗传性非息肉性结直肠癌，是最常见的引发肠癌的基因病，2% 的肠癌患者患有林奇综合征。

（2）家族性腺瘤性息肉病是一种容易在 40 岁以后发展成肠癌的少见的基因病，是由腺瘤性息肉病基因突变造成，本病早期为数百枚生长于结肠及直肠的息肉。还有衰减型家族性腺瘤性息肉病，其遗传学基础与家族性腺瘤性息肉病相同，但病情较轻。

（3）*MYH* 基因相关性息肉病也是一种容易发展成肠癌的基因病，此种疾病也会引起多发息肉的情况。

（4）波伊茨 - 耶格综合征又称黑斑息肉综合征，息肉可发生于胃、小肠和结肠，息肉性质常为错构瘤。

（5）锯齿状息肉综合征是一种遗传性疾病，乙状结肠区域甚至全结肠范围可发现多个锯齿状息肉，此类患者罹患结肠癌的风险较其他患者明显增高。

12. 结直肠癌的发生和血型有关吗

血型与胃癌存在一定关系。1953 年，研究人员首次发现胃癌患者中 A 型血人的比例高于一般人群，此后人们开始逐渐探讨 ABO 血型与其他肿瘤的关系。我国的研究人员也在这方面做出了努力，发现结直肠癌患者 ABO 血型分布与对照人群 ABO 血型分布有明显差别，AB 型血人群较其他血型人群结直肠癌发生风险升高，而 O 型血人群结直肠癌发生风险降低，因此，血型可能是结直肠癌发生的危险因素之一。结合父母患癌史分析发现，若 A 型血与父母胃癌史并存，相对危险度会升高，若两种因素互相独立则未发现生物学交互作用。

13. 得了结直肠癌会很疼吗

结肠癌早期主要症状之一即为腹痛或腹部不适，直肠癌早期疼痛不明显，当肿瘤局部侵犯邻近部位或转移至肝、骨、脑、淋巴结等处，局部组织器官受到挤压、牵拉、破坏或产生水肿等情况，也会导致局部疼痛和 / 或牵涉痛。当肿瘤生长致肠梗阻时，局部浸润造成肠穿孔及其引发的出血和腹膜炎都会造成疼痛，而这些疼痛均为急腹症，多数情况下需行急诊手术治疗。

手术治疗、放射治疗和化学治疗是基本的止痛方法，但是当其不能完全止痛时，应使用正确的药物及药物剂量，疼痛也是能够控制的。止疼药物能明显改善大多数患者症状，且除用药之外也还有其他很多方法能缓解疼痛。

止痛也是支持治疗的一种，患者应将疼痛情况及其他不适告知医护人员，否则，可能造成病情贻误，生活质量得不到改善。

14. 有没有针对结直肠癌的特效药

化学治疗及靶向治疗均为全身治疗，大多数药物是静脉给药，同时也有口服药物治疗。药物成分进入血液后，循环至身体的每一部分，攻击癌细胞。

常用于结直肠癌的化学治疗药物主要有 5- 氟尿嘧啶、替加氟、卡培他滨、替吉奥等氟尿嘧啶类药物；奥沙利铂等铂类药物；还有伊立替康、亚叶酸钙、雷替曲塞等药物。现用于治疗结直肠癌的靶向药物也越来越多，如贝伐单抗、西妥昔单抗、帕尼单抗、瑞格非尼等。中药抗肿瘤药物在治疗过程中也起到了一定的辅助作用。

根据病情，有些患者使用的是单药方案，有些是联合方案。有化学治疗药物的联合，也有化学治疗药物与靶向药物的联合。化学治疗方案均是以周期（疗程）的方式给药，用药后还得休息一段时间。周期因药物方案的不同而变化，常见的有每周期 14 天、21 天方案。

大量的临床试验证明以上药物的疗效和安全性都是比较可靠的，但是还没有针对结直肠癌的特效药，且所有药物都有一定的有效率。根据病情及个体敏感性，如果肿瘤出现复发、转移等病情进展，则说明该方案失效；如果病情稳定或肿瘤缩小了、长慢了、疼痛消失了，则证明此方案可行。如方案失效，则可更换其他方案继续治疗。

15. 怎样能减少结直肠癌的发病概率

（1）初级预防：初级预防的目的就是预防健康人群罹患结直肠癌。下面几点有一定预防作用：①加强身体锻炼；②防止生物钟紊乱，不生闷气；③控制体重，避免超重、肥胖；④戒烟、戒酒；⑤饮食方面少吃含动物脂肪较多的红肉，多吃乳制品及高钙或富含维生素 D 的食品，少吃腌渍食品；⑥多吃高纤维食物（蔬菜）。

（2）药物预防：①非甾体抗炎药能减少结肠腺瘤的发生，而其中的昔布类可治疗家族性肠腺瘤，故考虑此类药物有预防结直肠癌的作用；②氨基水杨酸及 5-对氨基水杨酸钠可预防结直肠癌；③熊去氧胆酸可降低男性结肠腺瘤恶化的概率；④口服他汀类药物 5 年以上者患结直肠癌概率可能减低；⑤绝经后行激素替代治疗可能带来实质性降低结直肠癌风险的益处，但是可能造成已患肠癌女性病情的进展；⑥抗性淀粉有预防结直肠癌的功效。

（3）炎性肠病：长期患有溃疡性结肠炎、原发性硬化性胆管炎者结直肠癌发病率高，而熊去氧胆酸可治疗以上疾病。

（4）家族史及筛查：有家族史的人患结直肠癌的概率较高，因此家族史的筛查就很重要了。美国胃肠病学会建议年龄超过 50 岁者如有以下情况，须每 10 年进行一次结肠镜检查：①父母、子女及兄弟姐妹中有 1 人患结直肠癌或高危腺瘤者；②腺瘤大小超过 1cm 者，或伴高度异型性增生；③诊断腺瘤时年龄超过 60 岁者。建议年龄超过 40 岁，或比其患结直肠癌的最年轻亲属明确诊断的年龄小 10 岁者，如有以下情况，须每 5 年行一次结肠镜检查：①父母、子女或兄弟姐妹中有 1 人患结直肠癌或不到 60 岁时即被诊断为进展期腺瘤；②父母、子女或兄弟姐妹中有 2 人患结直肠癌或高危腺瘤；③家族中如有人患遗传性非息肉性结直肠癌、家族性腺瘤性息肉病等遗传病者，建议进行基因检测。检测癌胚抗原（CEA）、糖类抗原 19-9（CA19-9）等血清肿瘤标志物，亦可提高结直肠癌的检出率。便潜血试验应用广泛，提高了结直肠癌的早期发现率并将结直肠癌的病死率降低了 15%~33%；而免疫化学便潜血试验，更加准确，但较昂贵。美国胃肠病学会建议：①无结直肠癌家族史者，50 岁以后每 10 年查一次结肠镜，且可每年进行一次免疫化学便潜血试验；②如患者拒绝结肠镜检查，则可选择每 5~10 年进行一次乙状结肠镜检查或每 5 年做一次结肠 CT 检查。推荐应用免疫化学便潜血试验方法进行癌症检测。

（5）监测：结肠镜可发现及鉴别结直肠癌，并能切除息肉。有 3 枚及以上腺瘤，并至少有 1 枚大小超过 1cm 者被视为高危人群，3 年内需再做结肠镜检查。通过结肠镜切除至少 1 枚大小超过 5mm 的息肉，就能降低患结直肠癌的风险。所以结肠镜对腺瘤及息肉的监测非常重要。

16. 正常的肠黏膜细胞是怎样演变成癌细胞的

对结直肠癌而言，炎症可能是癌细胞起源的必要条件，而基因突变和染色体畸变才是癌变的充分条件。仅有炎症而无或少突变基因及无畸变染色体的增生细胞只能导致"一过性"的良性增殖（良性肿瘤），而既有炎症又有多突变基因或畸变染色体的增生细胞才会出现恶性转化（恶性肿瘤）。病原体感染或非可控性炎症造成染色体损伤及诱发基因突变的概率将大大提高。肠癌通常来源于息肉，息肉是肠壁上皮生长的突出物，不是所有息肉都会癌变，癌变者多为炎性息肉。

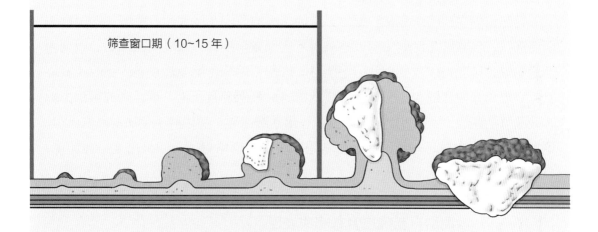

17. 结直肠癌的发病机制是什么

目前尚不明确，但半数以上考虑来自腺瘤癌变。随着生物学技术的发展，人们认识到癌症是一个多步骤、多阶段及多基因参与的细胞遗传性疾病。从腺瘤演变成癌的过程一般经历 10~15 年，此过程基因突变包括：癌基因的激活、抑癌基因失活、错配修复基因突变和基因过度表达。除以上"腺瘤癌变"途径外，还有其他几种分子机制：染色体不稳定、微卫星不稳定和 CpG 岛甲基化。此外，持"肿瘤干细胞假说"的人认为，肿瘤组织中有一小部分细胞具备肿瘤生长、进展、复发的潜力，此种细胞则被认为是肿瘤的发生根源。

18. 早期结直肠癌患者有哪些不适

结直肠癌患者早期无症状或症状不明显，仅有不适、消化不良、大便潜血等。随着癌肿发展，症状逐渐出现，表现为大便习惯改变、腹痛、便血、腹部包块、肠梗阻等，伴或不伴贫血、发热和消瘦等全身症状。结直肠癌因其发病部位不同而表现出不同的临床症状及体征。

结肠癌有四方面症状：其一，排便习惯改变与粪便性状改变常为最早出现的症状，表现为排便次数增多，腹泻、便秘或者腹泻与便秘交替出现，粪便中带血、脓或者黏液；其二，腹痛是早期症状之一，常为部位不确定的持续性隐痛，或者仅为腹部不适或腹胀感；其三，有腹部肿块，多为瘤体本身，有时可能是梗阻近侧肠腔内的粪块；其四，肠梗阻症状，出现时大多已经是结肠癌的晚期症状，肿瘤导致肠腔缩窄或者堵塞肠腔所致。

直肠癌的主要临床症状：便血、排便习惯的改变及肠梗阻。直肠癌的早期无明显症状，癌肿破溃形成溃疡或感染时才出现如下症状：直肠刺激症状，表现为便意频繁，排便习惯改变，肛门下坠感、排便不尽感、里急后重感；肠腔狭窄症状，表现为大便变细、变形，在圆柱状的粪块表面带有凹槽，直至排便困难；癌肿破溃感染症状，粪便表面带血与黏液，出现脓血便。所以对于便血要高度重视，不要轻易地以为只是痔疮出血，尤其是以往有痔疮病史者。如果出现出血加重、反复不愈等情况，要及时就医。

19. 晚期结直肠癌患者有哪些表现

结直肠癌晚期症状与早期症状相比，均有更进一步地发展，逐渐加重原有表现，并产生相应的更严重的病情变化。

结肠癌晚期的表现，一般都会出现肿瘤引起的梗阻。肿瘤溃烂引起出血或者是肿瘤破溃引起穿孔，这些都是晚期结肠癌的表现。通过相应检查，还可以发现肺部、肝脏或者骨转移。晚期除了肠道的并发症以外，还会出现肝脏转移的症状如黄疸、肝功能损害，肺部转移出现胸闷、咳嗽症状，骨转移出现骨痛症状，这些都是晚期癌症的症状。晚期结肠癌要根据转移的部位、面积来决定下一步治疗。

诊断为晚期结肠癌的患者，部分通过转化治疗，可以达到治愈目的。所以晚期的癌症一定要通过专业的肿瘤科医生进行临床评估，看是否有转化治疗成功或者达到治愈目的的手段。晚期癌症如果没有手术或者没有治愈机会，进行姑息性化学治疗或靶向治疗，可以明显提高 5 年生存率或者生活质量。针对晚期结肠癌，有很多化学治疗方案或者靶向药物可供选择，均可以达到延长生存期的目的。

晚期直肠癌最常见的是直肠肿物向内生长，可导致肠腔狭窄，出现肠梗阻现象。当肠腔被完全阻塞后，则出现便秘、腹胀、腹痛等肠梗阻症状。直肠癌晚期癌肿侵犯周围组织器官，使患者排尿困难、尿频、尿痛等。直肠癌晚期侵及骶前神经丛，会出现骶尾和腰部疼痛症状。直肠癌晚期转移至肝脏时，可引起肝肿大、腹水、黄疸，甚至恶病质等症状。直肠癌晚期患者有排便次数增多、排便不尽、便意频繁、里急后重等癌肿局部刺激症状。肠道分泌物增加是另一个典型的直肠癌晚期症状，这是肠道黏膜受刺激引起的。有少量的黏液分泌物会随大便排出，大便表面有条状黏液。当肿瘤继续发展，对直肠黏膜刺激更大，患者感到直肠内有轻度不适，或经常有一种虚无的便意。直肠癌晚期癌瘤表面溃烂时，大便则更加稀薄，可如水样而混有黏液和血液。

20. 结直肠癌在查体时有哪些发现

结直肠的查体主要是腹盆腔的全面查体，其中比较重要的查体是腹部全面查体和肛诊。

腹部查体包括视、触、叩、听四个部分，其中视诊主要关注腹部包块，腹部包块是指腹部的非常规隆起，主要是局部肿瘤生长，超出局限腹腔向外顶出。触诊要对腹部包块进一步检查，包括其活动度，是否与后腹膜相关，最重要的是判断包块与肠腔关系，有时候肠套叠、肠梗阻也会产生腹部包块，但是临床大夫会根据具体情况分析，患者不应该凭感觉做判断。腹部叩诊及听诊对于诊断结直肠的帮助并不大，但是可诊断腹水和协助诊断肠梗阻情况。

肛诊是直肠癌体格检查中最重要的部分，对评估肿物大小和骨盆相对情况有重要的辅助作用。

21. 什么叫作癌前病变

癌前病变是一个病理学术语，它是指某些统计学上具有癌变危险的病变，如不及时治疗有可能转变为癌。早期发现与及时治疗各种癌前病变，对于预防恶性肿瘤的发生具有重要的现实意义。

22. 结直肠的上皮内瘤变是什么

结直肠癌的发生发展是一个多阶段、多步骤、多基因变异积累及多机制的复杂过程，其间存在着一系列的中间阶段。世界卫生组织（WHO）工作小组采用了"上皮内瘤变"这一术语来表述上皮浸润前的肿瘤性改变。上皮内瘤变包括组织结构和细胞形态两方面的异常。组织结构异常指上皮排列紊乱、细胞极性消失，细胞形态异常指细胞核不规则、染色质深染、核质比增高以及核分裂活性增加等。上皮内瘤变是多种基因发生改变的结果，有发展为浸润性癌和转移癌的可能。

23. 结直肠的上皮内瘤变如何处理

在癌前病变中，对存在"不确定的上皮内瘤变"的患者，只需进行定期随访。目前，低级别上皮内瘤变的处理缺乏统一的指导原则。大多数学者建议进行密切的定期内镜随访而无须特殊处理。随访的频率因人而异，随访的期限各地存在差别，但第一年至少每3个月随访一次，有学者认为可间隔6个月随访一次，病变如无进展则无须定期随访。由于高级别上皮内瘤变与浸润性腺癌关系十分密切，因此许多学者建议一旦明确诊断最好进行病灶的手术切除，也有学者认为可以先进行密切的随访，等明确了浸润性癌的诊断后再进行手术切除。随着纤维内镜技术的发展，内镜下黏膜切除已经越来越多地应用于高级别上皮内瘤变的治疗，并且取得了很好的效果。

24. 吸烟会增加结直肠癌的发病风险吗

是的。吸烟是最主要的肿瘤环境危险因素，是30%肿瘤患者的首要死亡原因，其中肺癌患者占死亡人数的80%。除肺癌外，吸烟还是食管癌等近十种肿瘤的确切危险因素，并与多种肿瘤相关。

研究发现，吸烟也可增加结直肠癌的发病风险。1994年美国一项关于吸烟与结直肠腺瘤和癌的前瞻性研究表明，吸烟时间大于20年，与大腺瘤的发生有关，而大腺瘤是结直肠癌的癌前病变；吸烟年限大于35年，与结直肠癌发病直接相关。另一项前瞻性研究发现，二手烟同样会增加结直肠癌的患病风险。家庭二手烟暴露可能是女性结直肠癌的重要危险因素。二手烟的一些有害化学物质比主动吸烟的烟草烟雾含量更高（一氧化碳含量是主动吸烟的烟草烟雾的 2 倍，焦油和烟碱是 3 倍）。丈夫吸烟女性罹患结直肠癌的风险是丈夫不吸烟女性的 3.54 倍。1986—1988 年，我国开展的吸烟与人口死因调查数据显示，丈夫吸烟年限越长，吸烟量越大，开始吸烟时间越早，女性结直肠癌风险越高。研究已证实吸烟者比非吸烟者死于肠癌的风险性要高 34%，吸烟的年限越长，肠癌的死亡率越高。而在女性中，吸烟者患肠癌的风险大约要高 43%。癌症诊断后继续吸烟将增加死亡风险。专家认为吸烟，特别是长期持续吸烟与直肠癌死亡率增高密切相关。

因此建议吸烟者应当戒烟，并且越早越好，尚未吸烟者更不要开始吸烟。

25. 饮酒会增加结直肠癌的发病风险吗

目前，关于饮酒与结直肠癌发病风险的关系尚无明确定论。一项 Meta 分析（荟萃分析）收纳了 57 项队列和病例对照研究，结果显示饮酒可增加结直肠癌的发病风险。研究表明，每天饮用酒精达到 50g［约 3.5 个单位（杯）］或更多的人群与不饮酒者或偶然饮酒者相比，罹患结直肠癌的风险上升至 1.5 倍。每天饮用 10g 酒精的人群，结直肠癌的风险还会小幅增加（7%）。一项美国 2006 年的研究表明，大量饮用啤酒或白酒者所面临的结直肠癌的发病风险是戒酒者和适度饮酒者的 2 倍以上；而适量饮用葡萄酒者所面临的癌变风险是戒酒者的一半。由于红葡萄酒中含有较高浓度的白藜芦醇成分，因此红酒饮用者发生结直肠癌的风险与白酒饮用者相比可能更低些。

26. 肥胖会增加结直肠癌的发病风险吗

是的，肥胖与体重指数过大均是罹患结直肠癌的危险因素。

有研究显示超重，特别是中心型肥胖，是患结直肠癌的危险因素。且多个研究显示无论男性还是女性，高脂饮食、腹型肥胖均能增加患结肠腺瘤的机会，而结肠腺瘤也较其他息肉更易癌变。

无论男女，体重指数升高可增加结肠癌发生风险，此现象在男性人群中更为突出；而体重指数与直肠癌发病的关系，只在男性人群显现，在女性人群中则无明显联系。

27. 喜欢吃辣椒会增加结直肠癌的发病风险吗

不会的。经过对嗜辣人群的调查随访，发现嗜辣者发生结肠癌的概率低于不嗜辣者。辣椒、姜、胡椒等辛辣食物还可能有一定的防癌作用，考虑其机制可能有：

（1）辣椒碱能增加唾液分泌，促进食欲、改善消化。

（2）辛辣食物可刺激肠蠕动加快，肠内容物排泄加速，带走肠道内积聚的致癌物质。

（3）辣椒碱对蜡样芽孢杆菌及枯草杆菌有较强的抗菌作用，对结核分枝杆菌有抑菌作用。

（4）辛辣食物导致的味觉刺激，反射性地引起舒张压上升，促进血液循环，肠道血管灌注量增加。

有研究显示辣椒碱能诱导人结直肠癌某些细胞株凋亡，阻止肿瘤细胞增长，对治疗结直肠癌可能有一定的作用。但也有人提出辣椒碱亦可能促进肠癌细胞转移。已患结直肠癌及结直肠癌手术后的患者，应减少进食辛辣食物。辛辣食物易刺激肠道引起腹泻等不适，也不利于手术愈合。

28. 痔疮会增加结直肠癌的发病风险吗

不会的。内痔是肛垫的支持结构、静脉丛及动静脉吻合支发生病理性改变或移位的结果；外痔是齿状线远侧皮下静脉丛的病理性扩张或血栓形成的结果。内痔通过丰富的静脉丛吻合支和相应部位的外痔相融合，称为混合痔。其病因尚不明确，可能的致病因素有：肛垫在弹性回缩作用减弱后充血、下移；长期坐立、便秘、妊娠、前列腺肥大、盆腔巨大肿瘤所致的局部静脉曲张；长期饮酒、进食大量刺激性食物造成局部充血；营养不良引起的局部组织萎缩无力等。主要表现有：

（1）内痔：无痛性间歇性便后出血、脱出。

（2）外痔：肛门部不适，有坠胀、瘙痒、异物感，部分患者出现血栓或皮下血肿时还有疼痛感。

（3）混合痔：可兼有内痔及外痔的症状。

因痔疮的常见症状与直肠癌肛管癌的部分症状十分相似，所以直肠癌、肛管癌易被误诊为痔疮。因为痔与肠癌的病理基础不同，所以两者没有互为因果的关系。美国国家综合癌症网络及多个研究中心所提及致肠癌危险因素中均无痔疮，但也有研究显示痔疮的存在增加了患结直肠癌及前列腺癌的远期危险性。因此，可以说到目前为止尚无研究能肯定痔疮是患结直肠癌及肛管癌的危险因素。

29. 便秘会增加结直肠癌的发病风险吗

便秘是由人们生活习惯的问题或饮食不当引起的大便干结、肠道蠕动不佳所导致排便困难的症状。可能很多人都会认为经常便秘的人会更容易得直肠癌，认为直肠癌是一个储存"垃圾"的地方，如果储存的时间长了，就会发生腐败作用，产生较多的有害物质刺激肠黏膜，进而产生炎症等病变，慢慢就会发展成直肠癌。

其实到目前为止，并没有任何有效的实验研究证据可以证明便秘会引起直肠癌，反而是前几年在日本、英国以及中国的研究分析表明，便秘并不会增加患直肠癌的风险，便秘与直肠癌之间并不存在因果关系，便秘并不会导致直肠癌。

30. 常食新鲜水果和蔬菜，可以降低结直肠癌发生的危险吗

新鲜蔬菜、水果中含有许多人体所需营养素，特别是维生素一类，具有抗癌作用。这些物质通过竞争性地与致癌物结合，清除体内游离基，降解毒素，保护 DNA、大分子蛋白质免受致癌物攻击，稳定细胞膜，促进细胞正常分化，达到抗癌的作用。研究发现每天平均粪便重量与患大肠癌的危险性呈负相关，与膳食纤维的摄入量呈正相关。蔬菜和水果中含有大量膳食纤维，欧美学者的队列研究及病例对照研究都表明膳食纤维与结直肠癌的发生呈负相关。蔬菜和水果中还含有大量维生素，如叶酸、维生素 A、维生素 C 等，有研究表明叶酸和维生素 C 均是结直肠癌的保护因素。因此，新鲜蔬菜和水果摄入过少是结直肠癌发病的危险因素。

31. 什么是健康的生活方式

选择健康生活方式是获得健康、减少疾病的最简单易行、最经济有效的途径。健康的生活方式包括的内容很多，主要有以下六个方面：

（1）合理安排膳食：包括健康的饮食和良好的饮食习惯两方面，多吃新鲜食物，少吃烟熏食物，不吃发霉食物，少饮含酒精饮料。

（2）坚持适当运动：生命需要运动，过少和过量运动都不利于健康，个人可根据自己的年龄、身体状况和环境选择适当的运动种类。

（3）改变不良行为：包括戒烟、戒酒、规律生活、娱乐有度。

（4）保持平和心态：健康良好平稳的心态可以使身体处于稳态，过度的情绪会使人产生不必要的应激反应，影响人体内在环境。

（5）自觉保护环境：保持良好的生活环境有利于减轻接触外在致病菌，让人处于安全的位置。

（6）学习健康知识：自觉养成"健康、文明、科学"的生活方式。

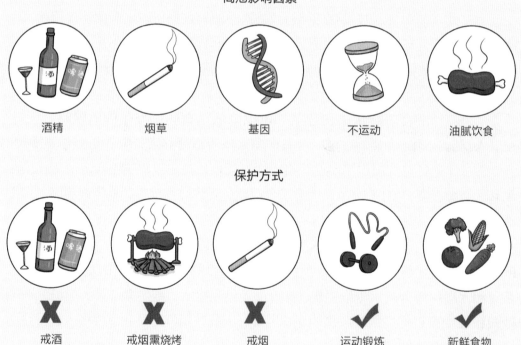

高危影响因素

| 酒精 | 烟草 | 基因 | 不运动 | 油腻饮食 |

保护方式

| 戒酒 | 戒烟熏烧烤 | 戒烟 | 运动锻炼 | 新鲜食物 |

32. 为什么要关心总体健康情况

世界卫生组织根据现代社会人的状况，提出人的健康应是"躯体健康、心理健康、社会适应良好和道德健康"，即人的身体、心理、道德健康和对社会环境良好适应的总和。它既有生物学的特征，又具有社会学的特征。世界卫生组织对影响健康的因素进行过如下总结，包括：60% 生活方式，15% 遗传因素，10% 社会因素，8% 医疗因素，7% 气候因素。因此关注健康，不仅需要关注躯体和心理健康，还要注意社会和道德因素。

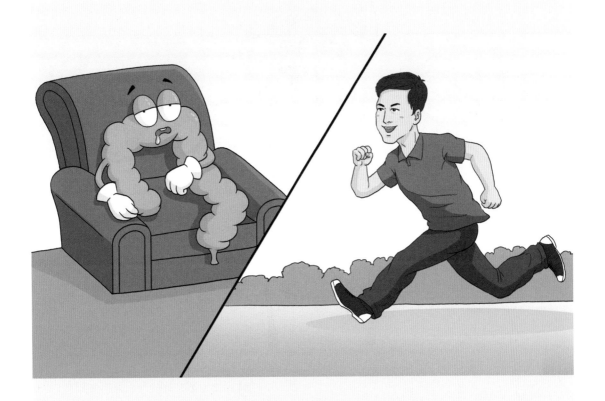

（宗祥龙）

三、结直肠癌的诊断

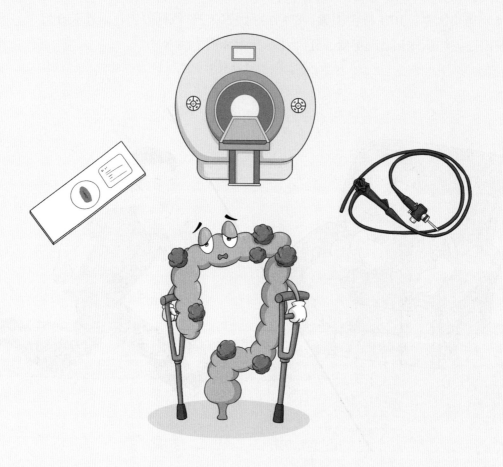

1. **直肠癌最容易被误诊为什么病**
   直肠癌最容易被误诊为痔疮，其他还包括息肉出血、细菌性痢疾、阿米巴痢疾、直肠炎等。

痔疮的症状以出血为主，痔疮出血多见于鲜红色，在大便的时候或者在增加腹压的情况下可能会出血。直肠癌患者的肿瘤部位大多数都在齿状线上下，通过手指都能够触摸到，所以直肠指诊很方便而且很快捷，可以实实在在地摸到肿瘤，比较容易确诊。痔疮在触诊时，并不是肿块，而是一个非常软的毛细血管突出。

如果要确诊直肠癌，一定要做肛镜或者是直肠镜检查，看到肿瘤并取到活检，如果有明确的病理诊断，毋庸置疑肯定是直肠癌。直肠癌早期，在癌肿局限于直肠黏膜时，85%的患者只有便血症状，可惜往往未被患者和非专科医生所重视。虽说直肠癌出现便血等症状跟痔疮有些相似，但实际差别不小，可从这几方面鉴别：

（1）便血颜色：痔疮者便血鲜红，便纸粘血，也可能在排便时（便前、便时、便后）滴血、喷血。直肠癌出血多数粘在大便表面或混在大便里，血暗红，并含有黏液，呈黏液状血便，有时仅为大便表面有血迹，但便血的现象并不一定每次都发生。

（2）大便形状：痔疮患者一般不会有大变化。但肠癌患者常出现排稀烂便、大便变细或有沟槽痕迹等情况。

（3）排便习惯：痔疮患者一般排便习惯不会发生很大的变化。肠癌患者大便次数明显增多，而且时间拉长，实际上是由于肠道受肿瘤脱落物的刺激，患者老有便意，总觉得排便不净。

患者若出现以上三种症状千万不要大意，应及时到正规医院就诊。

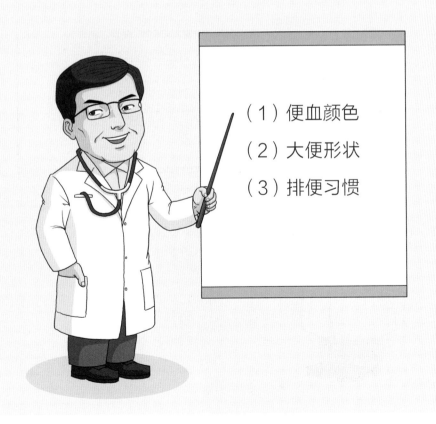

（1）便血颜色
（2）大便形状
（3）排便习惯

2. 结肠癌最容易被误诊为什么病

结肠癌的早期病变仅为黏膜层小结节时，临床上多无症状，只有少数患者在普查或体检时能发现，多数发现不了；当病变已经引起黏膜破裂时，可出现便血，大便习惯改变，经常被误诊为内痔，息肉出血；当病变侵犯肌层，癌肿表面破溃出血，范围扩大加深，容易合并感染，出现黏液血便、脓血便、里急后重、剧烈腹痛，易被误诊为结肠炎。

3. 青壮年患者出现什么症状时应该警惕

对青壮年来说如果在一个阶段出现便血、排便刺激、腹部钝痛、大便习惯改变、贫血、消瘦、食欲减退，应提高警惕，认真检查。

4. 青壮年结直肠癌特点

青壮年结直肠癌往往有肿瘤细胞增生快、分化差、恶性程度高、病程进展快、区域淋巴结转移率高、腹腔转移率较高等特点，根治性切除难度大，预后较差，如果不能及时确诊，往往会难以控制，造成极其严重的后果。

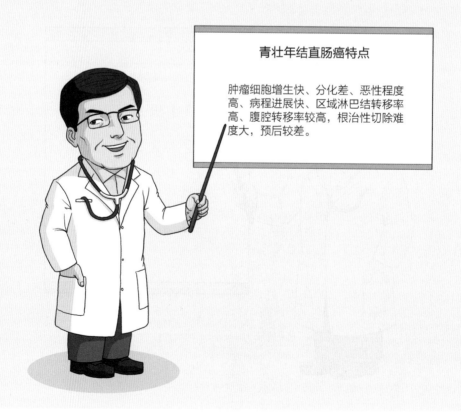

青壮年结直肠癌特点

肿瘤细胞增生快、分化差、恶性程度高、病程进展快、区域淋巴结转移率高、腹腔转移率较高，根治性切除难度大，预后较差。

5. 如何才能尽早发现结直肠癌

随着人们生活水平的提高，生活方式的改变，结直肠癌在我国的发病率有增加趋势，究其原因是结直肠癌的早期常常只有消化系统的不典型症状而容易被误诊为消化不良、肠胃炎、结肠炎、痔疮、肛瘘等。因此，要高度重视结直肠的"十大警戒信号"，及时进行直肠指诊、内镜检查、X线检查、便潜血试验检查，就有可能在早期发现结直肠癌。

6. 结直肠癌的"十大警戒信号"

（1）体重突然减轻。

（2）不明原因贫血。

（3）腹胀、腹痛、消化不良、食欲减退。

（4）腹部包块。

（5）黑便或血便。

（6）黏液血便或脓血便。

（7）大便习惯改变，次数增多或腹泻。

（8）腹泻和便秘交替进行。

（9）大便形状改变，变细、变扁或带沟槽（指压痕）。

（10）检查发现有多发息肉或乳头状腺瘤。

7. 什么是直肠指诊

目前我国直肠癌的发病率占大肠癌总发病率的60%~70%，并以腹膜返折以下的中低位直肠癌占大多数，通过简单易行的直肠指诊常可确诊。医生的示指伸入肛门直肠，一般可触到8cm左右范围。人指感觉灵敏，对病变的大小、硬度、移动性、有无溃疡、出血、扩散、转移都能感知，比内镜、X线等都更为准确，所以有人认为直肠指诊是发现早期直肠癌最有价值的方法。然而，有些人就是怕医生用指头摸直肠肛门，有了症状宁可胡乱吃药，也不去认真检查，结果延误了直肠癌的早期发现。所以应当配合医生的检查。即便自己没有感到什么症状，体检或普查时也应让医生摸一下肛门直肠，有不少早期直肠癌就是通过体检或普查发现的。

8. 应用在结直肠癌诊断的内镜技术有哪些

内镜是一种光学仪器，它由体外经过人体自然腔道被送入体内，对体内疾病进行检查，直接观察到脏器内腔病变，确定其部位、范围，并可进行照相、活检或刷片，大大提高了肿瘤的诊断准确率，并可进行某些治疗。内镜应用广泛，如胃镜检查胃癌，支气管镜检查肺癌，食管镜检查食管癌，膀胱镜检查膀胱癌，喉镜检查喉癌，鼻咽镜检查鼻咽癌，阴道镜检查宫颈癌、阴道癌等。

对于诊断结直肠癌来说可以通过乙状结肠镜检查直肠癌、乙状结肠癌，肛门镜检查肛管癌，结肠镜检查阑尾癌、盲肠癌、升结肠癌、横结肠癌、降结肠癌。

9. 什么是肛门镜检查

肛门镜大多运用于肛门、直肠疾病的精确检测及治疗，包括外痔、内痔、混合痔、肛瘘、肛裂、肛门瘙痒、肛门脓肿、直肠脱垂、直肠息肉等多种肛肠疾病。其技术优势主要为：医患双方清晰、准确、直观地了解病情，避免误诊、误治，从而为临床治疗提供可靠依据。技术突破：可对肛肠内部深层病灶部位进行图像采集、实时诊断，打破传统肛镜检查和肛门指诊容易误诊的弊端。

其大体步骤为：应先做直肠指诊，然后右手持肛门镜并用拇指顶住芯子，肛门镜尖端应先涂上润滑剂，用左手拇指、示指将右臀拉开，显示肛门口，用肛门镜头部按摩肛缘，使括约肌放松。再朝脐方向缓慢插入，当通过肛管后改向骶凹进入直肠壶腹部。将芯子取出，取出后要注意芯子上有无血渍及血渍的性质，若直肠内有分泌物，可用镊子钳上棉花球擦净，然后再详细检查。查看黏膜颜色，注意有无溃疡、息肉、肿瘤及异物，再将肛门镜缓缓地向外抽出，在齿线处注意内痔、肛乳头、肛隐窝或肛瘘内口等。

特别注意的是，肛门镜检查前一般先进行视诊和指诊，如发现有肛裂、直肠狭窄和脓肿，应避免进行肛门镜检查。如必须进行肛门镜检查，应在麻醉下进行。

10. 什么是乙状结肠镜检查

乙状结肠镜检查是诊断乙状结肠疾病的一种检查方法。通过乙状结肠镜可以直接观察直肠及乙状结肠的肠壁黏膜等的形态，并可实施活体组织标本采集。对诊断慢性痢疾、结肠炎、血吸虫病、息肉、肿瘤、肉芽肿、憩室或憩室炎、巨结肠、肠套叠或扭转等有一定价值。还可作为治疗仪器，对预防及早期发现直肠和乙状结肠癌有着重要的意义。

乙状结肠镜检查的禁忌证有：先天或后天性直肠或乙状结肠狭窄，肠道严重炎症，门静脉高压并发痔静脉曲张，大量腹水及腹内肿瘤，孕妇，心、肺功能衰竭及年老体弱，有出血倾向等。

11. 什么是光导纤维内镜检查

光导纤维内镜医学上称为纤镜。纤镜在临床医学中应用广泛，是常用的直接观察人体内脏器官的组织形态是否发生病变的一种医疗光学仪器。纤镜的光纤由几万根直径 20μm 以下的光学纤维组成，两端按严格的顺序关系黏结起来，再套在塑料管中，便组成光学纤维管，既能导光又能导像，大大提高了诊断的准确度。目前，光导纤维内镜有胃镜、膀胱镜、食管镜、子宫镜、结肠镜等，随着光纤的进一步发展，医用内镜应用日趋广泛，诊断治疗合为一体，纤镜诊断配合治疗正日趋完善，并向自动化方向发展。

12. 什么是胶囊内镜检查

胶囊内镜全称为"智能胶囊消化道内镜系统"，又称"医用无线内镜"。原理是受检者通过口服内置摄像与信号传输装置的智能胶囊，借助消化道蠕动使之在消化道内运动并拍摄图像，医生利用体外的图像记录仪和影像工作站，了解受检者的整个消化道情况，从而对其病情做出诊断。

胶囊内镜具有检查方便、无创伤、无导线、无痛苦、无交叉感染、不影响患者的正常工作等优点，扩展了消化道检查的视野，克服了传统的插入式内镜所具有的患者耐受性差、不适用于年老体弱患者和病情危重患者等缺陷，可作为消化道疾病尤其是小肠疾病诊断的首选方法。

13. 什么是肛管直肠测压检查

肛管直肠测压是将压力测定装置置入直肠内，令肛门收缩与放松，检查内外括约肌、盆底、直肠功能与协调情况，对分辨出口型便秘的类型提供帮助的一种检查方法。一般来说有两种，一种是较高分辨率硬导管测压，另一种是软导管测压。还有一种较为先进的是 3D 测压导管，可以测量肛门直肠的各个侧壁的压力。

肛门内、外括约肌是构成肛管压力的解剖学基础。在静息状态下，肛管压力约 80% 是由内括约肌张力收缩所形成，其余 20% 是外括约肌张力收缩所形成。在主动收缩肛门括约肌的情况下，肛管压力显著升高，其产生的压力主要由外括约肌收缩所形成。因此，在静息及收缩状态下测定肛管压力，可了解肛门内、外括约肌的功能状态。在测定肛管直肠压力的同时，还可测定直肠肛管抑制反射、肛管高压区长度（亦称肛管功能长度）、直肠感觉容量及最大容量、直肠顺应性等多项指标。

肛门失禁患者肛管静息压及收缩压显著下降，肛管高压区长度变短或消失；直肠肛管周围有刺激性病变，如肛裂、括约肌间脓肿等，可引起肛管静息压升高；先天性巨结肠患者直肠肛管抑制反射消失，直肠脱垂者该反射可缺乏或迟钝；巨直肠患者直肠感觉容量、最大容量及顺应性显著增加；直肠炎症性疾病、放射治疗后的组织纤维化均可引起直肠顺应性下降。肛管直肠测压还可以对术前病情及手术前、后肛管直肠括约肌功能评价提供客观指标。如肛裂患者术前行肛管测压检查，对静息压明显升高者行内括约肌切断术，可取得较好疗效，否则效果不佳；对肛门失禁行括约肌修补或成形术患者，于手术前、后做肛管测压检查，可观察术后肛管压力回升及高压区恢复情况，为临床疗效判断提供客观依据。

14. 结肠镜检查前需要做些什么准备

（1）饮食：检查前 2~3 日少渣半流食饮食，检查前 1 日流食，检查前晚 20:00 后禁食到检查。

（2）清洁肠道：常用的口服肠道清洁剂有番泻叶、甘露醇、硫酸镁、聚乙二醇电解质溶液、磷酸钠盐类。亦可采用清洁灌肠。

15. 结直肠癌肠镜筛查适用于哪些人群

按照指南要求无结直肠高危风险的人群应该在 50 岁之后定期做肠镜检查，而对于结直肠癌的高危人群来说应该在 35 岁开始就定期做肠镜检查。更多的流行病学研究表明应该更早地检查肠镜，可以将检查年龄提前 3~5 年。

现有证据表明以下几种人群是结直肠癌的高危人群：第一，有不良的生活习惯的人群，比如烟酒过度、喜欢吃一些方便食品；第二，有家族性腺瘤的人群；第三，家族里有恶性肿瘤成员，比如家族里有患胃癌、类癌的人；第四，患者本人患有炎性的肠病，比如溃疡型的结肠炎、克罗恩病。

16. 结直肠癌常用的筛查方法和流程如何

结直肠癌常用筛查方法包括：粪便隐血试验、粪便 DNA 检测、结肠镜检查。其他筛查方法有结肠 CT 检查、结肠胶囊内镜筛查、血浆 Septin9 基因甲基化监测、粪便丙酮酸激酶（M2-PK）检测。

绝大多数开展结直肠癌筛查的国家和地区使用两步法筛查，我国人群筛查也推荐采用两步法进行。通过结直肠癌筛查评分、问卷和 / 或常用初筛试验可筛选出高危人群。评分、问卷评定为高风险或免疫化学法粪便隐血试验（FIT）、粪便 DNA 检测阳性者归为高危人群，其结直肠癌及癌前病变的发生风险明显升高，需接受结肠镜检查；无任一项者为非高危人群（包括部分评分系统的低风险和中等风险人群），风险相对较低，建议采取多轮非侵入筛查和定期随访策略，可优化资源配置，提高筛查效率。参考国内外的结直肠癌筛查策略，结合最新的高质量临床研究证据，建议我国早期结直肠癌人群筛查流程如下图。

对于伺机筛查，则筛查方法更加灵活，流程更体现个体化。此外，随着认识的深入，对于部分较为特殊的人群，已有细致的专题讨论：典型的结直肠癌遗传家系的癌变发生风险很高，其诊治和管理流程依照相应共识进行；炎症性肠病相关肿瘤的筛查和监测不同于一般人群，参照相关共识推荐执行。结直肠癌治疗后或结直肠腺瘤切除后的个体，以往在筛查中有所涉及，应逐步纳入规范的肿瘤监测管理。

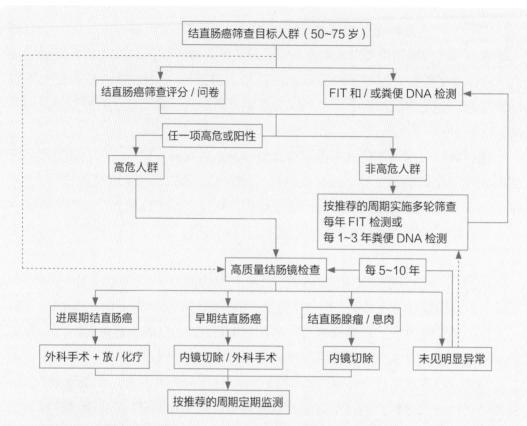

注：FIT 为免疫化学法粪便隐血试验（fecal immunochemical test）；结直肠癌治疗后依据《中国结直肠癌诊疗规范（2017 年版）》定期监测；结直肠腺瘤／息肉切除术后监测间隔参考《中国早期结直肠癌筛查及内镜诊治指南（2014，北京）》内镜诊治部分，应尽力完成高质量结肠镜检查，若结肠镜检查质量不满意，可适当缩短监测间隔。

17. 哪些内镜检查结果需引起足够重视

（1）大体形态为 0~Ⅱc 病变、非颗粒型及结节混合型大肠侧向发育型肿瘤（LST）。

（2）腺管开口分型（日本工藤分型）为 Ⅱ~Ⅴn 型。

（3）窄带成像术分型（NBI）为 Ⅱ型和Ⅲ型。

（4）超声内镜检查有向深部浸润趋势。

对于上述改变，需立刻与医生联系，及时施行进一步治疗。

18. 什么是粪便隐血试验

粪便隐血试验是用来检查大便中的红细胞、血红蛋白以及转铁蛋白的一项试验，同时也是对消化道出血的一种诊断指标。粪便隐血是消化道异常的早期预警，当消化道出血量较小时，粪便外观可能不会出现异常改变，用肉眼不能辨认，需要进行粪便隐血实验。粪便隐血试验仍是当今结直肠癌普查中使用最广泛而且评估最多的一项检查，此项检查快速简单。

结直肠癌某些类型发生演变可以没有任何早期警告性症状，肿瘤可以先在大肠内壁生长数年后才扩散到身体其他部位。在没有任何症状前，增生的组织通常会渗出少量血液，血液进入大便中被排出。粪便隐血试验就可检测大便中的少量血液成分。多次、持续性隐血试验阳性，提示消化道慢性出血，应该警惕并给予重视，进一步检查，争取提早诊断发现消化道肿瘤。

19. 何为大便异常

正常大便什么样？从大便的颜色来看，正常情况下人体的粪便为黄褐色，一般为圆柱形，婴幼儿浅褐色和金黄色的大便也属正常。从大便次数来说，一般一天排便一次或者两到三天排便一次都是正常的，有不同体质的人四五天排便一次也是正常的。从大便臭味来说，爱吃肉食的人大便臭味会比较重，素食主义者大便臭味相对比较轻。大便异常包括：

（1）大便鲜红呈糊状：可能患急性出血性坏死性小肠炎，这是由暴饮暴食或吃了不洁净的食物导致。

（2）大便表面附着鲜红的血滴，不与大便混杂：常见于内痔、外痔和肛裂。如果有血液附在大便表面，而且大便变成扁平带子形状，应去医院检查是否患直肠癌、乙状结肠癌、直肠溃疡等。

（3）大便暗红似果酱，并有较多的黏液：可能患阿米巴痢疾，便中的阿米巴是一种寄生虫。患细菌性痢疾的患者，排出的大便也有黏液和血，但不像阿米巴痢疾患者的大便那样有恶臭味。

（4）大便柏油样，又黑又亮：常是食管、胃、十二指肠溃疡出血。此外，食管静脉瘤出血、暴饮暴食后连续呕吐或食管和胃黏膜交界处血管破裂出血时也能见到黑色柏油样便。

（5）大便灰白似陶土：表示胆汁进入肠道的通道已被阻塞，消化道内没有胆汁。胆汁只好通过血液循环沉积于皮肤，使皮肤发黄。胆结石、胆管癌、胰头癌、肝癌等都可能成为胆汁流入消化道的"拦路虎"。

（6）大便颜色红白，像鼻涕：这是急性细菌性疾病的特点。这种类型的粪便是一种脓、血、黏液的混合物。患有慢性结肠炎的患者，也会出现该表现。

（7）大便呈白色油脂泡沫状：常是消化吸收不良的综合征。幼儿出现这种情况，称幼儿乳糜泻。

（8）大便稀红：可能是大肠黏膜出血。若混有黏液、脓液，应检查大肠黏膜有无炎症。

20. 出现大便异常应该去哪个科就诊

据大便颜色、形状、排便规律等方面的改变，可前往消化内科、肝胆外科、肛肠外科、胃肠外科、肿瘤科等科室就诊，完善相关检查，明确大便异常原因并有针对性地进行治疗。

21. 什么是肿瘤标志物

肿瘤标志物是指在恶性肿瘤发生和发展过程中，由肿瘤细胞合成分泌或是因身体对肿瘤细胞反应而产生的一类生物活性物质，其表达水平或含量在一定程度上反映了肿瘤的存在和发展变化情况。肿瘤标志物主要是抗原、酶、激素、受体、蛋白质、代谢产物或基因及其相关产物，它存在于肿瘤患者的组织、体液和排泄物中，能够用免疫学、生物学及化学方法进行检测。

22. 肿瘤标志物检查有哪些临床优势

肿瘤标志物水平对于判断预后和评价疗效有参考价值。用血清标志物和影像学分别对化学治疗进行评效，其结果有很强的一致性，血清学指标判定为化学治疗有效的患者的生存期明显延长。对血清中癌胚抗原（CEA）水平进行动态观察，仍是临床判断疗效及复发的重要指标。肿瘤标志物血清学指标转阳往往早于影像学改变 2~3 个月，在复发的早期阶段即可检测到标志物的升高，因此术后连续检测肿瘤标志物是早期发现复发转移、提高患者生存预后的重要手段。鉴于术前标志物升高的患者中有 90% 在复发时标志物会再次升高，对于这部分患者的术后随访监测更加重要。

23. 结直肠癌对应的肿瘤标志物有哪些

主要包括：癌胚抗原（CEA）、糖类抗原 19-9（CA19-9）、糖类抗原 24-2（CA24-2）。

（1）癌胚抗原（CEA）：临床最常用的肠癌标志物。最初认为癌胚抗原是肠癌的特异性标记物，但后来发现，癌胚抗原存在于许多组织、黏膜中，胰腺癌、胃癌、乳腺癌等其他癌症，都可发现癌胚抗原的水平升高，还包括良性乳腺瘤、严重酒精性肝硬化、肺气肿以及胶原性疾患、心血管疾患、糖尿病和非特异性结肠炎等不少良性疾病。

（2）糖类抗原 19-9（CA19-9）：在多种癌症中均可升高，尤其是肠癌、胰腺癌、胃癌等消化道癌症，因此也可以作为肠癌诊断的辅助检查之一，帮助医生进行预后判断和病情追踪。一般术前患者的 CA19-9 值较高，术后可降至正常范围，若重新上升往往是癌症复发的先兆。

（3）糖类抗原 24-2（CA24-2）：胃肠道癌症的肿瘤标志物，是一种唾液酸化的黏糖蛋白类消化道肿瘤相关抗原，与肿瘤局部的宿主抗肿瘤免疫反应有关，1985 年从人结直肠腺癌细胞株 COLO205 的接种鼠中分离出来。CA24-2 在胰腺癌和结肠癌中有明显表达，在其他器官的腺癌中也有轻度表达。与 CEA 的检测有互补作用，临床上常常选择 CEA、CA19-9 及 CA24-2 联合检测，以提高检查的精确程度。

24. 新兴肿瘤标志物有哪些

随着对肿瘤标志物的研究越来越深入，一些新兴的肿瘤标志物与肿瘤诊断、病理学特征、疗效及预后的关系更加密切，初步研究显示新兴肿瘤标志物有较好的敏感性和特异性，从而能更好地指导临床应用，提高肿瘤的诊治效率。这方面有很多种类的新兴标志物，其中，针对外周血来源标志物的检测将有重大的应用价值。

肿瘤发生发展的早期阶段即有肿瘤细胞及其核酸释放入血，这些细胞和游离核酸被认为携带了肿瘤组织遗传学和表观遗传学的异常改变。借助分子生物学技术从外周血中提取循环肿瘤细胞和循环核酸，如对外周血游离 DNA 拷贝数、甲基化标志物、突变标志物等，进行检测和分析，可以实现肿瘤的实时、无创、动态监测，为肿瘤的早期诊断、疗效评估、复发监测及预后判断提供重要信息。

25. 发展新兴肿瘤标志物的限制因素有哪些

目前，阻碍新兴肿瘤标志物进入临床最主要的问题是实验结果的重复性差，其原因是多方面的。

（1）研究对象基本都是特定人群且样本量较少：不能涵盖所有肿瘤患者遗传及表观遗传特征。

（2）实验方法不统一：目前，存在多种实验技术平台用于表观遗传改变的检测（尤其在甲基化研究方面），没有统一的检测标准。即使使用同一种检测技术，实验结果也受多方面因素的影响。

（3）来自正常组织 DNA 的干扰：在血浆和血清中检测应排除血细胞的污染，因为这些也会影响对肿瘤 DNA 检测结果的判断。

26. 肿瘤标志物的未来发展方向是什么

未来外周血检测将向以下几个方向探索：

（1）建立各类肿瘤特异的表达谱，并且从基因组水平上进行研究。

（2）开发敏感性高、操作简便且成本低廉的检查方法，为临床应用提供技术支持。

（3）单一标志物的诊断价值有限，需要联合检测以提高诊断效率。

（4）需要实现检测方法的标准化，实现诊断阈值和阳性判断指标的统一。

（5）提高标本收集的规范性，外周血的采集时间及采集后的处理都应满足质量控制的要求。

27. 结直肠癌的活检病理报告应关注什么

结直肠癌的活检病理报告相比于术后病理报告简单，并不会像最终报告一样报告出是否有淋巴结转移、肿瘤病理分期、免疫组化等。那么我们能从活检病理报告中知道什么呢，首先活检病理报告会告知肿瘤类型，对于不同类型的肿瘤治疗方案是有区别的。其次还应该关注肿瘤分化，肿瘤分化程度的高低也与预后有关。最后，一些肿瘤专科医院会对活检病理做免疫组化，这些组化可以在一定程度对进展期肿瘤术前治疗提供方案支持。

28. 确诊结直肠癌后应该完善哪些检查

不论是什么情况下确诊的直肠癌，确诊后应该更进一步完善对于肿瘤定性的评估、对于肿瘤局部严重程度的评估、对于远处转移的评估以及对于全身一般情况的评估。

对于结肠癌，需要完善活检病理检查以确定肿瘤性质，完善腹部超声检查、腹盆腔增强 CT 检查、气钡双重对比灌肠造影检查、肠镜检查对于肿瘤局部的评估，完善肝脏磁共振检查排除肝脏转移，完善胸部 CT 检查排除肺及纵隔转移情况，完善骨扫描检查排除骨转移癌，完善 PET/CT 检查有助于对不确定性质的病灶进行诊断性评估。对于高龄或既往有心肺疾病的患者应该完善心肺功能相关检查。

对于直肠癌的患者来说，由于直肠癌位置的特殊性，局部评估还应完善直肠磁共振检查，同时对于可能侵犯泌尿生殖系统的患者应加做相应的检查。

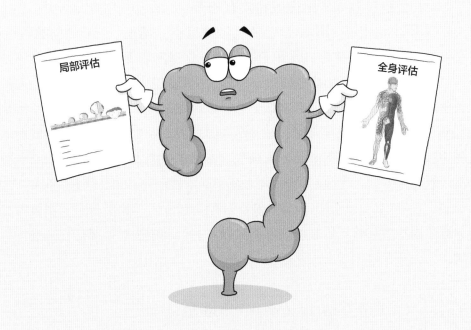

29. 结直肠 CT 检查前需要做哪些准备

在行结直肠 CT 检查之前应排除绝对禁忌情况，即是否存在对增强造影剂碘过敏的情况、存在甲状腺功能有关疾病等。在检查前禁食12 小时，即检查前一天晚餐后至第二天上午做检查前不进任何食物，以保证检查时空腹状态。在检查前尽量排空大便，以便于获得更清晰的图像。检查时去除身上的金属物品避免影响成像。检查时需家属陪同避免出现急性不良反应医生无法应急处理。

30. 结直肠癌患者进行 CT 检查时为什么还需静脉注射增强造影剂

（1）肿瘤具有丰富的血管，使用造影剂后肿瘤内部就会含有较多的造影剂，使 CT 影像上肿瘤组织与正常组织的对比度增强。

（2）同样，转移淋巴结有丰富的血液供应，应用造影剂后也较容易判断是否存在淋巴结转移。

（3）肝脏等其他部位的转移瘤基于同样原理也能被更好地显示出来。

（4）增强造影可以有效地显示动静脉血管与肿瘤的关系，方便进一步评估是否可以手术治疗。

31. 结直肠癌 CT 影像的特点有哪些

CT 检查可以清晰地观察结直肠的管腔、管壁、管壁外的脂肪间隙，还可以检查肠系膜有无肿大淋巴结，肝脏及肺脏等有无转移结节等。结直肠癌在 CT 影像上的典型表现主要包括肠腔内肿块、肠壁增厚、肠腔狭窄、肠壁异常强化等。如肠壁环状增厚常造成肠腔不规则变形和狭窄，病变区肠管的柔韧性消失、僵硬，会有溃疡形成。若肿瘤局限性向腔内生长或同时向腔内、外生长则表现为软组织肿块，形成表面凸凹不平的不规则肿块影，可合并溃疡。较大的结肠病变还可伴有不全梗阻现象，通常表现为近端肠管的扩张和肠内容物的潴留，在 CT 影像上可见明显气液平。肿瘤部位的浆膜面毛糙、肠外壁轮廓不清、肠壁与相邻脏器间的脂肪间隙消失，常提示肿瘤突破浆膜层侵及邻近组织和器官。

32. CT 检查在结直肠癌诊断中的价值是什么

CT 检查在肠癌检查方面处于一个非常重要的环节，许多专家认为，CT 检查不仅可以清楚地显示肿瘤生长情况、侵犯周围脏器情况、淋巴结肿大情况及远处转移情况，更重要的是通过 CT 检查，可以综合资料对肿瘤进行治疗前分期及评估，合理地选择治疗方案。

结直肠癌的 CT 检查分期与手术结果的一致程度较高，螺旋 CT 检查还具备多平面重建、仿真内镜技术、透视技术等优势，可从不同角度观察病变情况，从而提高了治疗前评估的准确性。因此，结直肠肿瘤患者应常规行 CT 检查。

33. 直肠癌盆腔磁共振（MRI）检查有何意义

直肠磁共振具体说来应该指的是直肠盆腔薄层增强磁共振扫描。现行的结直肠癌诊疗规范中明确推荐将直肠磁共振作为直肠癌常规检查项目，这是因为直肠磁共振能清晰显示肠壁各层结构及与周围组织关系。从临床应用的角度上讲，高分辨 MRI 可用于直肠肿瘤的 TNM 分期评估，病变侵犯深度的显示，环周切缘是否受累的评估，辅助评估肠周淋巴结转移情况，直肠肿瘤具体成分，准确判断肿瘤与直肠系膜、筋膜和周围器官的关系以及用于新辅助治疗效果的评价等。

34. 什么是基因检测

基因检测是通过血液、其他体液或细胞对 DNA 进行检测的技术，是取被检测者外周静脉血或其他组织细胞，扩增其基因信息后，通过特定设备对被检测者细胞中的 DNA 分子信息做检测，分析它所含有的基因类型和基因缺陷及其表达功能是否正常的一种方法，从而使人们能了解自己的基因信息，明确病因或预知身体患某种疾病的风险。

对于目前肿瘤学来说，已经存在很多确认与肿瘤发生相关的基因序列，我们可以通过采集患者血液的方式进行肿瘤基因表达的确认，以便于在日后的治疗过程中肿瘤科医生选择对应的药物，也可以提早对肿瘤的预后进行评估。同时因肿瘤具有遗传相关性，确诊肿瘤的患者亲属还可以进行对比的肿瘤基因检测来提前发现或预防肿瘤的发生。

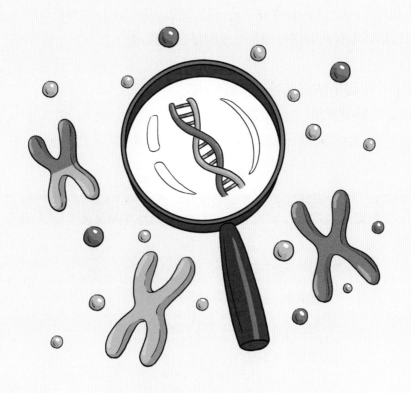

35. 什么样的患者可以进行根治性手术

结直肠癌根治术适用于可能治愈的结直肠癌。需要对肿瘤的临床分期，患者的预期寿命和总体健康状况进行综合考虑，然后决定是否进行手术。凡是全身情况能够耐受手术，肿瘤无腹膜或远处转移，手术探查发现局部病变可以完整切除者，都应考虑施行根治性手术。

36. 结直肠癌出现肝转移是否还能手术治疗

部分患者是可以的。

结直肠癌肝转移是结直肠癌患者最主要的死因，绝大多数肝转移灶无法获得根治性切除。根据最新的指南，结直肠癌肝转移患者如果满足以下条件可以实施手术治疗：①结直肠原发灶能够或已经根治性切除；②肝转移灶可切除，且具备足够的肝功能储备；③患者全身状况允许，无肝外转移病灶，或仅并存肺部结节性病灶。如果患者一般情况允许，同时性肝转移患者可以进行结直肠原发病灶和肝转移灶同时切除术，如不能同时切除，应优先切除原发病灶，择期再切除肝转移灶。异时性肝转移患者如肝转移灶可做根治性切除仍应优先选择手术治疗，甚至在肝脏功能允许的情况下进行第二次、第三次肝转移灶切除术。需要注意的是急诊患者不宜同期进行原发灶及转移灶切除术。

37. 什么是结直肠癌 TNM 分期

美国癌症联合会以 TNM 标准进行了分期（表 1，表 2），这是国际通用的标准。目前采用第 8 版 TNM（AJCC/UICC）分期。

表 1 结直肠癌 TNM 分期

分级	含义
原发肿瘤（T）	
T_x	原发肿瘤无法评价
T_0	无原发肿瘤证据
T_{is}	原位癌：局限于上皮内或侵犯黏膜固有层
T_1	肿瘤侵犯黏膜下层
T_2	肿瘤侵犯固有肌层

续表

分级	含义
T_3	肿瘤穿透固有肌层到达浆膜下层，或侵犯无腹膜覆盖的结直肠旁组织
T_{4a}	肿瘤穿透腹膜脏层
T_{4b}	肿瘤直接侵犯或粘连于其他器官或结构
区域淋巴结（N）	
N_x	区域淋巴结无法评价
N_0	无区域淋巴结转移
N_1	有 1~3 枚区域淋巴结转移
N_{1a}	有 1 枚区域淋巴结转移
N_{1b}	有 2~3 枚区域淋巴结转移
N_{1c}	浆膜下、肠系膜、无腹膜覆盖结肠/直肠周围组织内有肿瘤种植（tumor deposit，TD），无区域淋巴结转移
N_2	有 4 枚以上区域淋巴结转移
N_{2a}	有 4~6 枚区域淋巴结转移
N_{2b}	有 7 枚及更多区域淋巴结转移
远处转移（M）	
M_0	无远处转移
M_1	有远处转移
M_{1a}	远处转移局限于单个器官（如肝、肺、卵巢、非区域淋巴结），但没有腹膜转移
M_{1b}	远处转移分布于一个以上的器官
M_{1c}	腹膜转移有或没有其他器官转移

表 2　结直肠癌 TNM 分期系统

期别	T	N	M
0	T_{is}	N_0	M_0
I	T_1	N_0	M_0

续表

期别	T	N	M
	T_2	N_0	M_0
ⅡA	T_3	N_0	M_0
ⅡB	T_{4a}	N_0	M_0
ⅡC	T_{4b}	N_0	M_0
ⅢA	$T_1{\sim}T_2$	N_1/N_{1c}	M_0
	T_1	N_{2a}	M_0
ⅢB	$T_3{\sim}T_{4a}$	N_1/N_{1c}	M_0
	$T_2{\sim}T_3$	N_{2a}	M_0
	$T_1{\sim}T_2$	N_{2b}	M_0
ⅢC	T_{4a}	N_{2a}	M_0
	$T_3{\sim}T_{4a}$	N_{2b}	M_0
	T_{4b}	$N_1{\sim}N_2$	M_0
ⅣA	任何 T	任何 N	M_{1a}
ⅣB	任何 T	任何 N	M_{1b}

38. 什么是结直肠癌的 Dukes 分期

Dukes 分期是结直肠癌早期的分期，在 TMN 分期被推广后被逐渐替代，但是由于 Dukes 分期相对手术评估更为直接，所以目前还在广泛使用。Dukes 分期中 A 期为肿瘤未超过肌层，未累及淋巴结；B 期为超过肌层，浸润至肠周组织，未累及淋巴结；C 期为除有上述改变外，已发生淋巴结转移；D 期为出现远处转移或腹腔转移，以及广泛侵犯邻近脏器无法切除者。

39. 直肠黏液 T 抗原试验是什么

即半乳糖氧化酶试验，是检测大肠癌及癌前病变特异标记物的简便方法，只要将直肠指套上黏液涂抹在特制的纸膜或玻片上，经半乳糖氧化酶反应及希夫试剂显色，便可判断患者肠黏膜是否有 T 抗原表达。经临床及普查验证该法对大肠癌的检出有较高的敏感性和特异性，将其用于普查，与免疫潜血试验筛检大肠癌有互补效果，但亦存在一定的假阳性和假阴性率。

40. 什么是结直肠癌诊断的"金标准"

结直肠癌的诊断包括对肿瘤所在位置、病理类型、分化程度、分期等进行综合诊断。恶性肿瘤取得肿瘤组织明确病理是至关重要的，对于结直肠癌来说肠镜检查是获取肿瘤组织活检的最主要方式。如果患者进行根治性手术，对于手术标本的病理检查可以进一步对肿瘤进行描述，也可以进一步确认 TNM 分期。综上所述，病理诊断是结直肠癌诊断的"金标准"。

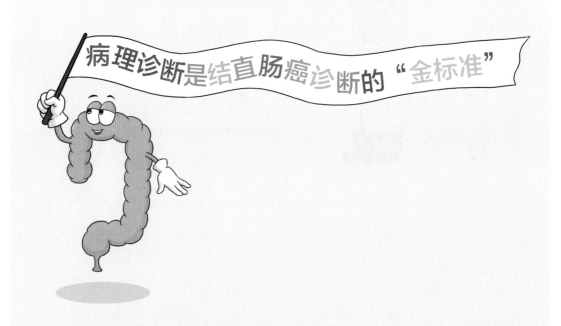

41. 结直肠癌诊治中常见误区是什么

结直肠癌早期可表现为完全没有任何症状，常被忽视，或者出现一些不典型的症状，有肠胃炎者按自己既往经验服药，结直肠癌初期症状可有短暂缓解，使患者产生错觉，延误治疗直至症状恶化才去就医。

42.

怀疑结直肠癌应该去看哪个科

怀疑结直肠癌时，应该去肿瘤专科医院的结直肠外科、胃肠外科、消化内科或者是肿瘤内科找肿瘤专科医师进行进一步检查，以明确疾病性质。

结直肠外科

胃肠外科

消化内科

肿瘤内科

（季鑫）

四、结直肠癌的治疗

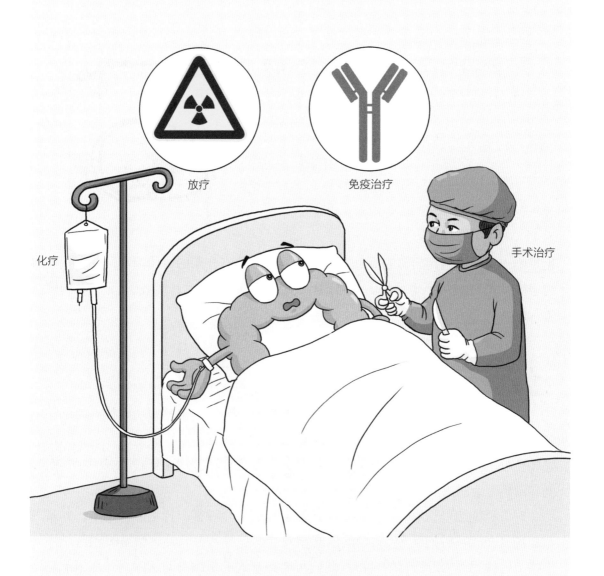

放疗

免疫治疗

化疗

手术治疗

········· （一）**手术治疗** ·········

1. 外科的职责和分工是什么

外科就是以手术治疗为主的科室。目前，结直肠癌的诊疗仍是以手术为主的综合治疗，结直肠癌的根治性手术是治疗结直肠的重要手段，同样

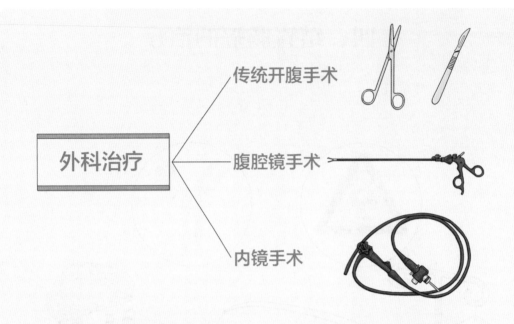

也是唯一有可能达到治愈的治疗方式，但是根据肿瘤分期的具体情况，并不是所有患者都可以进行手术治疗。外科治疗分为传统开腹手术、腹腔镜手术、内镜手术。

2. 目前结直肠癌的主要外科手术治疗原则是什么

结直肠癌的治疗应当采取手术为主的综合治疗原则，根据肿瘤病理学类型、免疫组化及临床分期，结合患者的一般状况和器官功能状态，基于多学科综合治疗模式，有计划、合理地应用手术、化学治疗、放射治疗、靶向治疗和免疫治疗等治疗手段，从而根治或最大幅度地控制肿瘤，延长患者的生存时间，改善生活质量。

对于早期结直肠癌，只要患者身体情况及病情允许都应行根治性手术。其基本原则是在距离肿瘤至少 5~10cm 连同原发灶、癌肿所在肠袢、肠系膜和区域淋巴结、已侵犯的邻近器官的全部、四周可能被浸润的组织一同切除，并在根治癌肿的前提下，尽可能地保存功能，尤其是肛门功能。根据癌肿的部位不同，选择根治术的方式也不同。

对于伴有淋巴结转移的结直肠癌，应当采取以手术为主的综合治疗。根据肿瘤浸润深度及是否存在淋巴结转移，可直接行根治性手术治疗或术前先行新辅助化学治疗，重新评估后再考虑根治性手术。成功实施根治性手术的进展期结直肠癌，需根据术后病理分期决定辅助治疗方案，可选择辅助化学治疗，必要时考虑辅助放射治疗与化学治疗。

对于复发/转移性结直肠癌，应当采取以化学治疗、靶向或免疫治疗为主的综合治疗，在恰当的时机给予姑息性手术、放射治疗、介入治疗、射频治疗等局部治疗，同时也应当积极采取对症支持治疗。

3. 结直肠癌手术治疗方式有哪些

结肠癌手术根据肿瘤所在部位可大致分为根治性右半结肠切除术、根治性横结肠切除术、根治性左半结肠切除术、根治性乙状结肠切除术。

直肠癌手术根据肿瘤与肛门括约肌关系能否保肛和离断方式，可分为：经腹会阴联合直肠癌根治术（Miles 手术）、直肠癌低位前切除术（Dixon 手术）、经腹直肠切除合并左侧结肠造口术（Hartmann 手术）、直肠经腹肛管拉出切除术（Bacon 手术）、直肠经腹腔合并肛管切除吻合术（Parks 手术）。

4. 什么是根治性切除术

根治性切除术即肿瘤原发灶切除辅助周围可能出现转移淋巴结区域组织清扫的手术，以尽可能彻底切除肿瘤组织为原则的一种治疗手段。对于直肠癌根治术来说，全直肠系膜切除术（TME）已经成为中低位直肠癌手术治疗的"金标准"。全直肠系膜切除术（TME）强调直视下准确地沿着胚胎期形成的盆腔筋膜脏层和壁层之间平面做锐性分离，将左右腹下神经内侧的脏层筋膜及其包裹的恶性肿瘤和直肠系膜完全切除，直至提肛肌水平。

TME 的手术原则是：①直视下在骶前间隙中进行锐性分离；②保持盆筋膜脏层的完整无破损；③肿瘤远端直肠系膜的切除不得少于 5cm，肠管切除至少距肿瘤远端 2cm。

因全直肠系膜切除术能够降低直肠癌术后局部复发率，提高患者生存率，已逐渐推广至全部直肠手术。与直肠周围存在的解剖层面相似，结肠周围也存在胚胎期形成的明确解剖层面，同样可以锐性分离脏壁层筋膜，获得被脏层筋膜层完全包裹的整个结肠系膜，保证安全地暴露并结扎供血动脉起始根部。目前全结肠系膜切除术已越来越被手术医师接受并逐步推广。

5. 什么是姑息性手术

姑息性手术以解除症状为目的，能解除患者痛苦，改善患者生存质量，而非根治性手术。有观点认为姑息性切除只能消除肠梗阻、出血、疼痛以缓解症状，而不能延长生命。因此，剖腹发现癌肿不能根治时，即放弃切除手术。但是目前多数专家认为，姑息性结直肠切除手术可以延长患者的生命。有不少手术时认为是姑息性切除的结直肠癌患者在术后存活了 5 年以上。在因各种不同原因做姑息性切除病例中，以切端残留癌的疗效最佳，其次为肠周围浸润，再次为残留转移淋巴结与肝转移，而以腹膜种植为最差。

如果远端结肠或直肠癌不能切除且有肠梗阻，可进行各类造口术，解除梗阻后，患者即能进食以改善全身营养状况或创造条件接受其他药物治疗。

6. 哪些结直肠癌患者的肿瘤不能根治性切除

根治性手术是治愈结直肠癌的一种重要手段。对于局部进展期结直肠癌，当术前影像学检查或活检证实肠系膜根部或主动脉旁淋巴结受侵犯，或肿瘤侵犯包绕了髂血管、腹主动脉等大血管，或肿瘤侵犯泌尿生殖系统无法进行扩大切除时，或肿瘤侵犯骨性骨盆时，就不具备根治性手术的机会；当影像学怀疑或活检证实远处转移或腹腔播散种植时，亦不具备根治性手术机会。

7. 治疗性肠镜技术在结直肠癌诊治中是怎样应用的

在治疗方面，结肠镜可用于止血、切除、扩张等方面。

（1）结肠镜下治疗直肠出血，直视下通过喷洒药物、电凝、激光等方法止血。

（2）切除良性病变，如息肉切除，通过电灼、激光等法去除。

（3）良恶性狭窄的扩张、烧灼以及内腔支架术。

（4）早期结直肠癌黏膜切除术、激光治疗术等。

8. 哪类早期结直肠癌可以行内镜切除术

目前的研究表明，对于淋巴结转移风险小于 1% 的结直肠癌，内镜切除可以获得与外科切除手术同等的效果。内镜切除术适用于淋巴结转移可能性极低且肿瘤能够被整块一次性切除的肿瘤，即未侵犯黏膜下层、没有淋巴结转移的黏膜内癌。日本消化器内视镜学会指南委员会起草了结直肠 ESD/EMR 指南，适应证如下：

对于非癌病变：直径≥6mm 的腺瘤建议切除。浅表凹陷型病变（0-IIc 型）即使直径≤5mm 也建议切除。出现在远端结肠的，≤5mm 的典型的增生性息肉可以不进行处理。

对于早期结直肠癌（T_{is}/T_1），如果病变的大小和位置经评估后有极大的把握进行内镜下整块切除，而且淋巴结转移的概率非常低，则这类病变适合内镜下治疗。明显的临床 T_{1b} 期癌（黏膜下浸润深度≥1 000μm）则通常接受外科治疗。结直肠癌如接受内镜下治疗，整块切除是主要的方式；如完全排除黏膜下浸润的可能性且治疗得当，亦可进行分片切除。

表 3 标注了结直肠肿瘤内镜黏膜下切除（ESD）适应证。

表 3　结直肠肿瘤 ESD 适应证

必须行内镜下整块切除的病变
1）EMR 难以圈套整块切除的病变
• LST-NG, 尤其是 LST-NG（PD）
• pit pattern 为 V_1 型的病变
• 黏膜下浅层浸润癌（T_1）
• 巨大凹陷型肿瘤
• 可疑为癌的巨大隆起型病变
2）伴黏膜下纤维化的黏膜层肿瘤
3）慢性炎症（如溃疡性结肠炎）背景下的散发局限性肿瘤
4）内镜下切除术后局部残留或复发的早期癌

注：
LST：大肠侧向发育型肿瘤；LST-NG：非颗粒型 LST；LST-NG（PD）：假凹陷型 LST。

9. 哪些早期结直肠癌禁止行内镜切除术

目前我国较为公认的内镜切除禁忌证为：①明确淋巴结转移的结直肠癌；②癌症侵犯固有肌层；③患者存在凝血功能障碍。另外，当病灶基底部的黏膜下层与肌层之间已形成粘连，若此时进行内镜治疗，发生穿孔的危险性较高，应视为内镜切除的相对适应证。但是将来随着内镜操作技术的不断成熟，即使存在粘连也可以安全地进行内镜切除术。

10. 内镜切除术术后处理措施以及常见并发症的防治措施包括哪些

术后处理措施：术后第 1 天禁食；密切观察生命体征，无异常术后第 2 天进流质或软食；术后 1 周是否复查内镜尚存争议；内镜下切除早期结直肠癌后溃疡，可使用 H_2 受体拮抗剂（H_2RA）进行治疗；对于切除范围较大、操作时间较长以及可能出现消化道穿孔者，可以考虑预防性使用抗菌药物。

术后并发症防治：术中出血推荐直接用电凝止血，迟发性出血可用止血夹或电止血钳止血；术中穿孔多数可通过金属夹闭裂口进行修补，当穿孔较大时，常难以进行内镜治疗而需要紧急手术；结直肠腔狭窄或变形发生率较低，主要见于直肠，回盲部的 ESD 术后，内镜柱状气囊扩张是一种有效的治疗方式。

11. 哪些患者不适合行腹腔镜切除术

（1）耐受长时间气腹的疾病（如严重的心肺疾患及感染）：腹腔镜结肠手术往往游离范围广，常需在手术过程中多次变换患者体位，方能完成切除肠段的游离。体位过度地调整，加上持续的气腹压力，使腔静脉回流阻力增加、膈肌上抬、心肺活动受限，导致血流动力学改变。

（2）导致难以控制出血的情况（如门静脉高压症、凝血功能障碍等）：凝血功能障碍无论对开腹还是腹腔镜手术都可能导致术中难以控制的出血。腹腔镜手术对出血尤为敏感，极少的出血都可使视野亮度降低、解剖层次不清、术野模糊。所以，对于常见凝血功能障碍，如门静脉高压症等要及时治疗，尽可能于术前予以纠正，降低手术风险。

（3）技术受限的情况（病理性肥胖、腹内广泛粘连、合并肠梗阻和妊娠等）：不少腹腔镜技术受限的禁忌证是相对概念，病理性肥胖很难有确切的界定，将肥胖纳入禁忌是因为肥胖患者腹腔镜手术空间显露受限，解剖层次不清，一些重要结构标志辨认困难，对操作者的技能及专业分析综合能力要求高。

（4）肿瘤侵及邻近组织和器官（如输尿管、膀胱和小肠等）：晚期肿瘤已侵及邻近器官如输尿管、膀胱、小肠、十二指肠等，手术已失去根治意义。然而，仍应力争姑息性切除癌肿，以减少癌瘤对身体的消耗，防止出血和梗阻。手术因涉及邻近器官的切除甚至重建，所以难度很大，一般不主张在腔镜下实施。

12. 腹腔镜结直肠癌根治术有哪些优势和局限性

传统手术治疗方式为开腹切除并行淋巴结清扫，具有创伤大、恢复慢、并发症多等缺点，随着腹腔镜技术的不断发展及完善，腹腔镜直肠癌根治术已被越来越多的医师及患者所接受。腹腔镜根治术与传统手术相比，具有创伤小、视野清楚、手术操作精细、出血少，术中肿瘤受挤压少、胃肠道干扰小、术后恢复快、住院时间短、并发症少等优点。与此同时，手术治愈的可能性并没有减少。腹腔镜提供更好的视野，对于传统开腹手术不易显露的骶前神经、精囊、阴道直肠间隙、前列腺直肠间隙等均可清楚显露，有利于减少不必要的损伤及出血，提高手术效率，降低并发症发生率。腹腔镜直肠癌根治术可以做到严格的无瘤原则、足够的切除范围及彻底的淋巴结清扫，这些都是影响直肠癌手术根治效果的关键。由于腹腔镜结直肠切除术术后恢复期和住院时间较传统开腹手术短，减少了手术费用。

腹腔镜结直肠切除术也存在一些问题，那就是手术操作复杂、手术时间长。外科医生可以通过进一步学习练习腔镜技术，缩短学习曲线，从而降低术

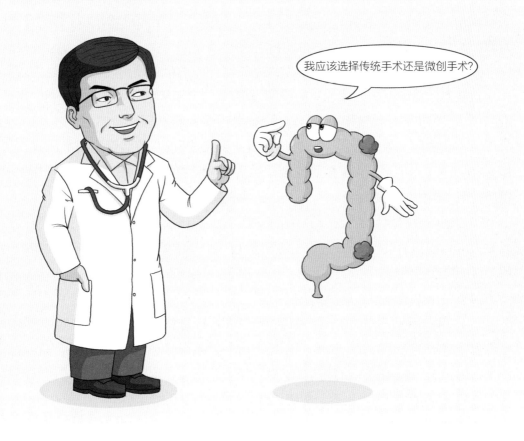

我应该选择传统手术还是微创手术?

后并发症，缩短手术时间，提高腹腔镜手术的治疗效果。过分肥胖的患者，腹腔镜下腹腔及盆腔相对空间小，小肠或大肠容易遮挡手术视野，手术视野暴露较难，因此过分肥胖的患者进行开腹手术为佳。较大或较晚期的结直肠癌，或肠腔狭窄致肠镜不能通过，或肠梗阻，或肿瘤较大，或肿瘤浸润到浆膜外，或腹腔镜手术中气腹可能造成肿瘤细胞扩散，均不建议腹腔镜手术。肿瘤较大，周围空间相对较小，不利于腹腔镜下手术视野暴露和分离，因此不建议腹腔镜手术。

有经验的外科医生往往对结直肠癌手术首选腹腔镜，如腹腔镜下发现腹腔、盆腔相对空间较小、或不利于手术视野暴露和分离，及时转为开腹手术。

13. 结直肠癌合并肠梗阻如何处理

结直肠癌所致肠梗阻是结直肠癌晚期临床表现之一，如果梗阻不能及时解除，将会进一步导致肠缺血坏死、穿孔。同时结直肠内含有大量的细菌，肠黏膜屏障损伤后会发生很严重的腹腔感染，进一步导致败血症及感染中毒性休克。一般结肠梗阻通常会经过一个不全性梗阻的过程，病史迁延，会导致水、电解质平衡紊乱及营养不良，所以对于肠梗阻应该采取积极的处理方式。

（1）胃肠减压：虽然结直肠癌所致肠梗阻一般为低位梗阻，一般表现为结肠积气积液，但是当梗阻继续加重突破回盲瓣后，结肠内容物倒灌，此时肠梗阻近端肠腔已严重扩张，此时如不进行胃肠减压会导致肠穿孔风险增加。

（2）肠梗阻支架：近二十年来肠梗阻支架飞速发展，《结直肠癌临床实践指南》（NCCN）指出对于能够放置支架的结直肠癌肠腔内生长所致肠梗阻都应先放置肠梗阻支架协助解除梗阻，以便进一步手术治疗。

（3）预防性应用抗生素：正常结肠内存有大量厌氧菌和需氧菌，肠梗阻导致肠黏膜屏障损伤后会发生很严重的腹腔感染，因此如果有前驱症状应提前使用足够等级的抗生素治疗。

（4）纠正电解质紊乱及营养支持。

（5）手术治疗：根据梗阻位置和肿瘤分期可以选择的术式包括不同期切除肿瘤的盲肠或横结肠造瘘术，以及同期切除合并近端肠管造瘘术。对于结直肠合并肠梗阻的患者一般不建议直接选择不做近端肠管造瘘，因为梗阻肠壁较薄弱且有局部炎症反应吻合口愈合困难，故建议做近端肠管造瘘术。

结直肠癌合并肠梗阻是有急诊手术指征的，如出现急性情况应进行急诊手术探查决定进一步的处理方案，以保证患者生命安全。

14. 结直肠癌合并大出血如何处理

结直肠癌患者肿瘤破溃以后，出现消化道出血，可表现为便血或血块，应立刻到医院抢救，积极治疗。如经治疗后血压、脉搏平稳，出血停止后，可择期手术治疗；如经治疗后不见好转，可采用急诊手术治疗，手术切除癌肿就可达到治疗及止血目的。结直肠癌合并大出血不一定都是晚期结直肠癌的表现，部分早期结直肠癌病例也可合并大出血，经治疗可以取得较好的效果。

15. 结直肠癌合并穿孔如何处理

肠穿孔也是结直肠癌最严重的并发症之一，常发生在病程的晚期。穿孔可发生于癌肿部位，由癌肿溃破所致，亦可发生于癌肿近端的结肠，以盲肠最为多见。根据穿孔后腹膜污染程度和范围，临床上可表现为弥漫性腹膜炎、局限性腹膜炎和局限性脓肿形成。发生弥漫性腹膜炎的患者，常伴有

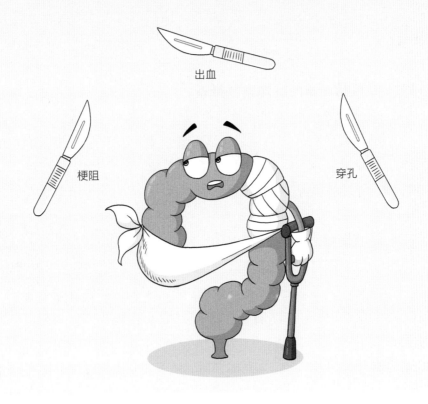

出血

梗阻

穿孔

中毒性休克。弥漫性肠穿孔会危及患者生命，应紧急手术，全面探查，切除发生肠穿孔及肿瘤所在的结直肠。当有广泛腹膜炎和患者血压不稳时，应避免一期做切除吻合术，可用抗生素、补液、引流和局部减压等方法控制脓肿和穿孔，待患者情况改善和稳定后再进行结肠切除术。

16. 结直肠癌侵犯周围脏器如何处理

结直肠癌在向肠腔外浸润生长时，可能会侵犯周围脏器，一般来说如果肿瘤浸润的器官可以一并切除也算作根治性手术，如侵犯的器官不能同期切除，建议先行术前治疗，以便达到可切除状态再进行手术治疗。

17. 手术会不会将癌"切飞了"

手术对身体的抵抗力是一个打击，同时手术本身对肿瘤也是一个刺激，可以促进癌细胞的转移、扩散，但是作为一个根治手术，手术范围越大，切除得越彻底，癌细胞的扩散机会就越少，大多数患者不会产生与手术有关的医源性扩散。但对于姑息性手术或单纯探查的不能切除肿瘤的患者，这种癌扩散还是可能发生的。更应指出的是，这类晚期患者往往在术前已有腹膜或肝转移，只是当时未能发现而已。也就是说，所谓"切飞了"实际上是手术适应证选择不合适。

18. 结直肠癌术前要做哪些准备

结直肠癌手术前的准备主要包括：①手术耐受性评估，需完善心肺相关检查，如有需要还应完善麻醉科及重症监护室的评估会诊；②生理准备，包括调整饮食、清理肠道、术前备皮、呼吸功能练习等；③心理准备，术前心理疏导缓解患者及家属的紧张情绪。

19. 结直肠癌术前的注意事项有哪些

（1）结直肠癌手术前需要肠道准备，应提前3日进食无渣饮食，术前充分导泻，使得排便时仅剩粪水，无残渣为充分肠道准备。

（2）术前禁食水，最好在术前一日20点之后就禁食禁水，一定要强调是不能吃任何食物。

（3）心理疏导，保证睡眠，如有需要可以给予安眠类药物，保证充分休息。

20. 手术大概需要多长时间

结直肠癌的手术操作时间一般为 2~4 小时，根据手术顺利与否存在时间波动。但患者和家属可能发现患者进入手术室的时间要远远超过这个时间，这是因为在进入手术室到开始手术需要有一段准备时间，同样在手术结束以后也需要有一段时间的麻醉苏醒时间，这段时间一般也要 1~2 个小时。但是具体到每个患者时间可能会有很大的差距，因为每个人的情况不一样，如患者的麻醉耐受性、胖瘦、解剖的变异等都不同，所以某个患者的手术时间在术前是无法准确预测的。

21. 手术需要清扫哪些淋巴结

由于结直肠癌的主要转移途径是淋巴途径，因此根治性手术必须清扫区域淋巴结。但是在一些特殊情况下可以不必清扫淋巴结，如短路手术、部分姑息性手术等，因为在主体肿瘤无法切除的情况下，此时清扫淋巴结已经没有太大临床意义。

22. 结直肠癌术后的注意事项有哪些

（1）活动：术后的早期适量活动可以加快胃肠道功能的恢复，减少术后肠粘连。

（2）饮食：一般术后 3~5 天就可恢复进食，需要按照流食、半流食及普通食物顺序。

（3）保暖：结直肠癌患者术后注意腹部保暖，尤其是冬季，保暖可以减少腹胀等腹部不适。

（4）功能锻炼：直肠癌患者术后应加强提肛等功能锻炼，尽快恢复控便等功能。

（5）定期复查：术后一定要定期复查，对患者功能恢复、防止并发症及减少复发有重要意义。

23. 术后恢复需要多长时间

结直肠癌术后一般需要住院 7~10 天，一般情况多数患者就可以恢复了，因为一般情况出现吻合口风险的高危时间段是术后一周，一旦吻合口安全就表明需要住院治疗的时间已经结束。但是有的患者的饮食、腹部不适症状及排便的完全恢复可能需要数周甚至数月时间。

24. 术后什么时候拔除引流管

术后留置引流管是为了监测术区情况，一旦发生出血和吻合口瘘可以第一时间发现并及时进行处理，在术区恢复良好后就可以拔除引流管，故引流管一般在术后 7~9 天可以拔除，但也要根据引流液的量、性状及患者的排便情况等综合考虑。

25. 术后什么时候拔除尿管

结肠癌患者术后一般 2~3 天就可以拔除尿管，现在也建议能下地走动就拔除，之后患者一般可以自行排尿。直肠癌患者尤其低位直肠癌患者术后要锻炼膀胱排尿功能，也就是尿管定时开放，一般术后一周内可以拔除。特殊患者如手术中切除部分膀胱或手术涉及输尿管的情况，尿管可能需要保持两周甚至更长时间。

26. 术后什么时候拔除肛管

胃肠道功能恢复后就可以拔除肛管。结直肠癌手术后一般 3~5 天便可拔除。胃肠功能恢复包括：①排气，也就是放屁，肛管接袋会表现为引流袋涨袋；②肠鸣音恢复；③肛管引流袋中有粪水排出。

27. 术后什么时候开始进食

患者术后胃肠道功能恢复，遵循先进流食、再进半流食、最后进普通膳食的顺序。每一阶段一般持续 2~3 天，根据每个人的情况可以不同。正常饮食后注意避免辛辣刺激、大鱼大肉及不容易消化的食物，可以多吃些富含维生素及膳食纤维的食物。

28. 术后饮食注意事项

（1）患者出院后宜进食易消化且营养丰富的均衡饮食，生活饮食规律，平时注意饮食卫生，不吃生、冷、坚硬、煎炸、腌制食物，禁忌烟酒，养成定时排便的良好习惯。

（2）为了方便造口护理，最好不选择以下食物：对肠道刺激性强的食物，如冷饮、生的或未完全煮熟的食物；含酒精类饮料；易产气的食物，如洋葱、地瓜、椰菜、豆类、萝卜等；易产生臭味的食物，如洋葱、鸡蛋、朱古力、葱、虾等；难消化并易造成阻塞的食物，如柿子、葡萄干、核桃及油煎食物等；易引起稀便的食物，如咖喱、咖啡、蒜头及香精等。

（3）两周后可进食易消化的少渣普通膳食，禁食粗粮及纤维多的蔬菜，如芹菜等，以减轻肠道负担。

（4）直肠癌术后护理一周后可进半流质饮食，选择富含蛋白质、低纤维素的食物，如面条、稀饭、馄饨等，也应少量多餐，每日 5~6 餐。

（5）直肠癌术后护理禁食 3~4 天，等肠蠕动恢复，人工肛门排气即有气泡从造口溢出后，可进流质饮食，选择的食物应易消化且富有营养，如菜汤、米汤、藕粉等。最好是少食多餐，每 2~3 小时进食一次，每日 6~7 餐。

29. 术后是否需要使用抗生素

各种手术之后，患者全身抵抗力必将下降，特别是胃肠道手术后，由于摄食受限，常引起维生素缺乏、贫血、肝功能下降、消化不良等，使用抗生素可抑制体内潜在感染，促进创口愈合。应选择广谱青霉素或头孢菌素类药，静脉用药。肠癌患者手术后，通常预防性使用抗生素 1~2 天。

30. 术后伤口疼痛如何处理

术后伤口疼痛是正常现象，短期内给予适量镇静止痛剂，有利于患者休息和促进身体康复。对使用一般的镇静止痛剂仍不能平静者，应考虑其他并发症的可能。

31. 术后输液及营养补给的原则是什么

传统的补液方法是手术当天输入 3 000~5 000ml 的液体，术后 3~4 天内每天补充 2 000ml 以上的液体。这一举措虽然能降低并发症的发生风险，但凡事过犹不及。大量补液后，患者体内液体潴留，严重者甚至出现肠道水肿，恢复通气时间增加，出院时间也随之延长。为此，有医生提出了"限制性补液"的观点。虽然目前对于"限制性补液"液体量的规定尚不明确，但主要原则都是限制术中及术后患者的输入液体量，适当输液，并强调以口服代替静脉注射。

32. 术后管理的常见注意事项有哪些

（1）低位直肠癌吻合口术后，一般应持续肛管减压 2~3 天，禁食 3~4 天。肛管拔除时间因患者而定，但早期拔除肛管有利于排便功能恢复，更有利于肠道蠕动。

（2）应鼓励一般状况稳定且无并发症者早期离床活动。

（3）对痰液分泌多的患者，应置半卧位，经常拍打胸背部，每日给予超声雾化吸入。

（4）保持每小时尿量 40~50ml。对心功能不佳、老年肾功能异常者，应注意防止输液过快。

（5）低位直肠癌术或新辅助治疗后的吻合口瘘发生率较高，手术后几天内，如果出现腹痛、发热或腹膜刺激症状，应考虑有感染或吻合口瘘的可能。B 超或 CT 检查如发现盆腔有液体聚积，在 B 超或 CT 引导下，行腹腔穿刺可吸出脓液。一旦发生吻合口瘘，应禁食，并行手术探查及引流，于吻合口瘘附近置双套管及冲洗管行持续冲洗及负压吸引，并行近端肠管造瘘，仅给予广谱抗生素控制感染。

（6）术后 7~9 天拆线，腹会阴联合切除术后会阴伤口拆线时间应根据患者全身营养状况而定，或延期间隔拆线。

33. 术后发热如何处理

大手术后的前三天，绝大多数患者会发热，但体温一般不超过 38.5℃，这是由手术创伤造成的，医学上叫"吸收热"。一般采用温水或酒精擦身等物理降温的方法予以解决，不主张用强力退热药。如果体温超过 38.5℃，可用冰袋、酒精等物理方法在患者的头部、颈部、腋下等大血管经过处降温。如果患者出现高热，应该首先考虑其他原因，寻找病因并进行针对性的处理。

34. 直肠癌术后采取什么体位好

直肠癌术后常采用平卧 6 小时后改为半卧位的方式，尤其是采用腰麻的患者。半卧位有利于盆腔引流，改善呼吸功能，有利于咳嗽排痰。

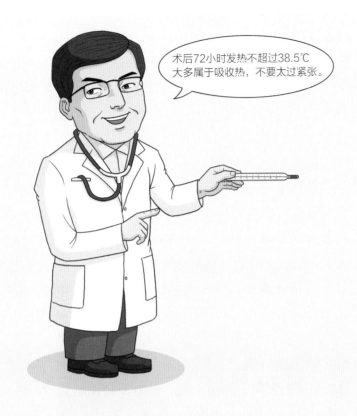

术后72小时发热不超过38.5℃大多属于吸收热，不要太过紧张。

35. 结直肠癌根治术影响生活质量吗

结肠癌根治术一般不影响患者的生活质量，但是直肠癌术可能会影响患者的生活质量，尤其是超低位保肛门后，对控便功能影响较大，患者出现排便次数增多、排便不规律、无法控制等，需要患者练习提肛以恢复控便功能。部分患者还可能出现排尿困难及性功能障碍，这可能是因为肿瘤根治术中影响了盆腔自主神经。

36. 什么部位的直肠癌不能保留肛门

直肠癌保留肛门的条件是肿瘤下缘距离肛门至少应达到 5cm。具体的手术我们还要根据患者的年龄、性别、胖瘦、肿瘤的大小及肿瘤的分期等综合考虑是否保留肛门。目前临床上因为吻合器的广泛使用，许多低位直肠癌可以达到超低位保肛门，但是术后对排便功能影响较大。

37. 什么是造瘘口

造瘘口，也称"造口"，即人造的开口，是通过手术将病变的肠段切除，将一段肠管拉出，翻转缝于腹壁，用于排泄粪便。因此，肠造口并非一种疾病，它只是排放粪便的一个通道而已。

38. 肠造瘘术后怎么护理

首先要教导患者正确和客观地认识造口、接受造口，最好能够主动参与造口护理工作。做完造口手术后，医生和护士在患者住院期间会协助患者观察和护理造口，为患者演示正确护理造口的方法，选择合适的造口产品，教患者如何清洗造口袋及如何排放粪便等，告诉患者遇到什么情况应到医院及时就医，请一定要认真听，最好能够在住院期间掌握造口袋的更换方法。

39. 怎么更换造口袋

造口根据类型可分为两大类，肠造口和尿路造口。总的来说，造瘘口护理分为以下几个步骤：

（1）自上而下揭除底盘。揭除旧袋时要动作轻柔，避免使用蛮劲以免损伤皮肤，可以用温水湿润黏胶后，一手轻压皮肤，一手轻轻揭除底盘。

（2）用温水或生理盐水清洁造口周围皮肤，再彻底擦干。不要用碱性肥皂或任何消毒剂，它们会使皮肤干燥，容易损伤皮肤，而且影响黏胶的粘贴力。

（3）观察和评估造口及周围皮肤有无异常，正常情况下，造口黏膜颜色红润，与皮肤缝合处无破损，周围皮肤颜色正常，无红肿、破溃等。

（4）用造口测量尺测量造口大小，并在底盘上做好标记。

（5）剪裁底盘，比造口大 1~2mm 为宜。

（6）根据情况使用造口护肤粉、皮肤保护膜、防漏膏等保护周围皮肤（推荐常规使用）。

（7）撕去黏胶保护纸，自下而上粘贴底盘，粘贴完毕后按压底盘数分钟，尽量让患者平卧半小时，增加牢固性。

（8）两件式造口袋要扣好造口袋，安装封口夹。

40. 造口周围皮肤为什么会瘙痒

可能为造口底盘过敏。症状为患者自感造口袋粘贴处皮肤发痒，更换造口袋时发现造口周围皮肤发红，皮肤可能出现皮疹、破溃等，造口底盘粘贴时间缩短，容易造成渗漏。处理方法如下：

（1）更换造口产品。

（2）生理盐水清洗皮肤，待干燥。

（3）渗液较多时，护肤粉喷洒周围皮肤吸收渗液，便于底盘粘贴，促进愈合。

（4）皮肤保护膜喷洒于护肤粉上，可减少粪便的刺激并隔绝底盘与皮肤的直接接触，避免再次过敏。

（5）渗液多时，在皮肤保护膜上再覆盖水胶体敷料，可以管理好渗液，促进愈合，减少底盘更换次数。

（6）防漏膏隔绝皮肤与底盘。

（7）使用凸面底盘加腰带可帮助底盘粘贴，并延长造口底盘使用时间。

（8）口服抗组胺药，减轻缓解过敏症状。

41. 造口影响体育运动吗

在病情完全康复以后，可以适量参加一些不太剧烈的体育运动，如台球、慢跑、远足旅行等，而绝大部分增加腹内压的运动非常不适宜，因为这些运动会使造口脱垂或者产生造口旁疝等并发症，故应该避免大型球类运动和举重等。

42. 肠造瘘术后患者在饮食方面应该注意什么

在饮食方面需要有一些控制，主要是为了方便护理造口。一般情况下几类食物不宜进食：

（1）对肠道刺激性强的食物：如冷饮、生的或者未完全煮熟的食物、酒精类饮料等。

（2）易产气的食物：如洋葱、地瓜、萝卜及啤酒等。

（3）易产生臭味的食物：如奶酪、洋葱、过量的肉食等。

（4）易造成阻塞的食物：如高纤维食物、种子类食物、柿子、葡萄干等。

（5）易引起稀便的食物：如咖喱等。

43. 肠造瘘术后跟他人相处应该注意什么

（1）造口并不是一种疾病，不会传染传播，因此不必担心造口本身对周围人造成影响，包括患者家人，也就是说没有必要与他们隔离。

（2）最大的障碍其实是患者担心造口所散发出来的异味会给周围人带来不好的体验。这时，患者应该选用高质量的造口护理产品，并在参加聚会前更换新袋。造口后，只要选用合适的产品、使用正确的护理方法，在外表上是很难被他人察觉的。

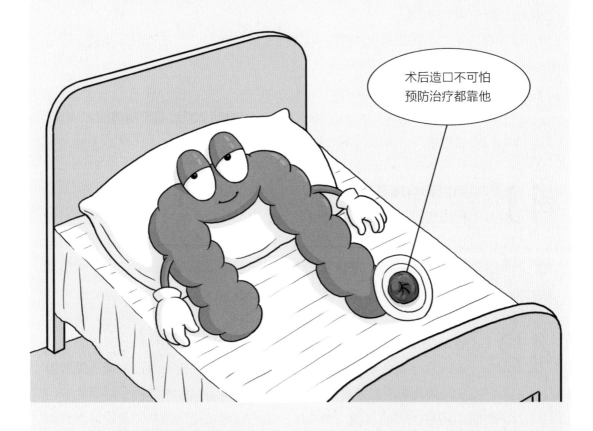

44. 造口袋会有臭味吗

粘贴式的造口袋因为与皮肤粘贴紧密，所以不必担心，一般不会产生臭味。但是为了避免尴尬，应及时更换造口袋，以免引起渗漏。也可于造口袋顶端使用炭片，随时吸附异味。

45. 肠造瘘术后如何排便

造口周围没有括约肌，无法控制排泄功能，所以只能依靠粘贴造口袋收集排泄物。目前只能是大便随到随接。

46. 肠造瘘术后如何洗澡

（1）水对造口不会造成损害，患者依然可以淋浴和游泳。造口并不会剥夺了患者沐浴的乐趣。

（2）沐浴时最好在底盘四周贴上防水胶布，以免水分渗入底盘下面；如果底盘已需更换，沐浴时，更可将底盘除下好好享受一下，造口没有贴袋，也不会有水分流入，不用担心。

（3）洗澡时，可用造口袋覆盖造口或拿开造口袋，以淋浴方式来清洗身体及造口，中性肥皂不会刺激造口，也不会流入造口。

（4）游泳时，则可用迷你造口袋覆盖，造口袋粘贴件周围以防水胶保护，泳衣以连身式为宜。

47. 肠造口患者日常生活中应怎样着装

一般情况下，以宽松、厚大的衣物为宜，衣料要柔软、弹性好，色泽较深，且腰带宜松，最好穿背带裤，以免腰带压迫造口。

48. 手术后排便习惯是否会发生改变

结肠癌手术对患者排便影响较小，一般只表现为排便频次增加。

直肠癌手术对患者排便影响较大，主要表现为肛门控制功能下降，如大便次数增多、里急后重、肛门下坠及大便失禁等，需要患者通过提肛等练习来加以改善，大部分患者通过锻炼可以恢复到正常水平或接近正常。

49. 手术是否会影响食物吸收

结直肠癌手术不会影响食物的吸收，因为食物的营养成分主要在十二指肠及小肠内吸收，大肠主要是吸收部分水分及电解质。并且绝大部分手术仅仅是切除大肠的一部分，对肠道吸收功能影响不大。

50. 手术后饮食如何恢复

结直肠癌手术后，患者应该多吃富含膳食纤维的食物，多吃蔬菜和水果。避免食用辛辣刺激食物，避免食用年糕、黑枣、柿子等不好消化食物，防止出现便秘、腹痛、腹胀、消化不良以及肠梗阻。

51. 手术后体重下降怎么办

结直肠癌手术后体重下降一般是暂时的，随着饮食的恢复，体重常能够恢复或者增加。体重下降常见的原因包括：

（1）饮食不合理，患者不敢吃，造成营养不良。饮食不均衡，有的患者大补而忽视了正常饮食。我们提倡以普通膳食为主，进补为辅。

（2）术后出现肠粘连、不全性肠梗阻等并发症，造成进食困难而导致营养不良。

（3）肿瘤的复发转移、肿瘤的消耗也可以引起体重的下降。

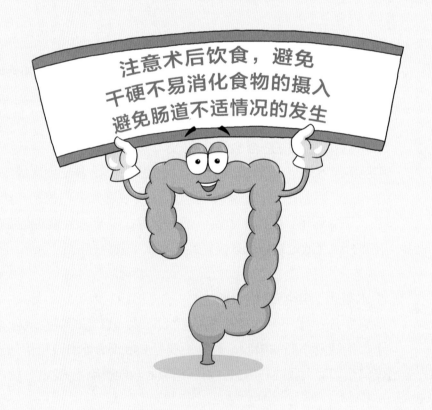

52. 手术后出现肠梗阻是什么原因

术后肠梗阻的常见原因为麻痹性肠梗阻和机械性肠梗阻。腹部大手术常会引起肠管的暂时性麻痹而产生梗阻，经过保守治疗可以恢复。机械性肠梗阻是临床上最常见的梗阻原因，主要包括肠粘连、肠扭转、腹内疝、肿瘤复发及不当饮食引起的食物梗阻等，机械性肠梗阻经保守治疗无效时需再次手术治疗。

53. 什么是加速康复外科

加速康复外科（enhanced recovery after surgery，ERAS）是基于循证医学证据优化的围手术期处理措施，以减少患者生理及心理的创伤应激反应为目的，通过外科、麻醉科、护理、营养科、康复科等多学科协作，在传统围手术期处理基础上优化围手术期处理的临床路径，从而减少手术后的应激反应和并发症，缩短住院时间，减少医疗支出，加速患者康复。ERAS贯穿于术前、术中和术后。

结直肠癌手术的ERAS措施主要体现在术前肠道准备、营养评估与治疗、饮食管理，术中麻醉方案优化、液体管理，术后进食时间、拔除胃管、尿管和腹腔引流管时间、下床活动时间等方面。

（张霁　张一楠）

（二）系统治疗

1. 肿瘤内科的职责和分工是什么

内科治疗虽然是肿瘤多学科治疗中的一种，但肿瘤内科不仅仅是提供化学药物（包括生物靶向药物）治疗。我们都知道，肿瘤治疗应为多学科综合治疗，患者需要有医师对他的病情进行全面评估、规划和协调，而不是碰到哪一科医生就采用哪一种治疗，而肿瘤内科正是负责全面评估和规划、协调各种治疗的主要学科。

所谓全面评估，包括评估肿瘤性质和侵犯范围（分期），结合患者的年龄和功能状态、是否伴有其他全身疾患、各种主要脏器的功能状态以及患者的意愿，制

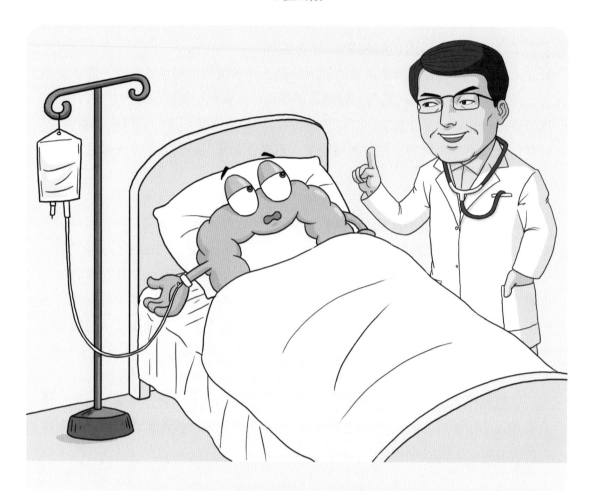

订治疗目标和步骤，此决策过程常常需要多学科参与讨论，而肿瘤内科应该负责协调与决策。

除了对患者进行全面评估、制订治疗目标和步骤、协调多学科诊治以外，治疗的随诊，疗效的巩固，各种治疗手段所致的近期和远期不良反应的预防与治疗都是肿瘤内科的职责与分工。

2. 目前结直肠癌的系统治疗原则是什么

结直肠癌可能扩散到结直肠以外的身体其他部位，应用药物来治疗已扩散到全身的癌细胞的治疗方法被称为系统治疗，又称为全身性治疗。

其总治疗原则：必须明确治疗目的，确定属于术前治疗/术后辅助治疗或者姑息治疗；必须在全身治疗前完善影像学基线评估，同时推荐完善相关基因检测。推荐对临床确诊为复发或转移性结直肠癌患者进行 *KRAS*、*NRAS* 基因突变检测，并同时进行 *BRAF* 基因 V600E 突变状态检测。推荐对所有结直肠癌患者进行错配修复（MMR）蛋白表达或微卫星不稳定（MSI）检测，用于林奇综合征筛查、预后分层及指导免疫治疗等。*MLH1* 缺失的 MMR 缺陷型肿瘤应行 *BRAF* 基因 V600E 突变分子和 / 或 *MLH1* 甲基化检测以评估发生林奇综合征的风险。

3. 结直肠癌都需要系统治疗吗

系统治疗的目标十分重要，如果是结直肠癌切除术后的患者，可能会出现肿瘤复发和转移，在这种情况下，系统治疗将作为辅助治疗以防止复发和转移。有时系统治疗也可以作为转移性结直肠癌的初始治疗应用。部分早期结直肠癌且未伴有危险因素的患者可以仅进行根治性手术治疗不进行系统治疗。

4. 系统治疗包括哪几种方式

传统系统治疗包括化学药物治疗和生物靶向药物治疗两种治疗方式。近年来，免疫检查点抑制剂成为结肠直肠癌领域研究热点。而随着免疫治疗在结直肠癌领域的推广，如何在真实世界中使用免疫检查点抑制剂成为临床关注点。故免疫治疗也已逐渐纳入系统治疗。

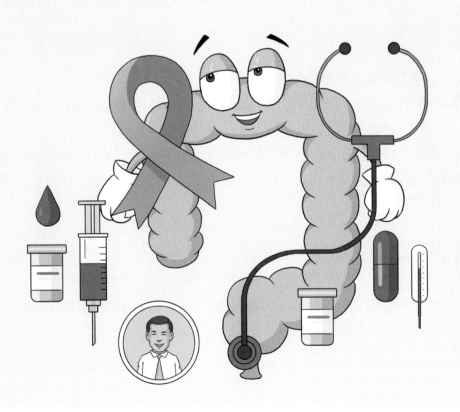

5. 什么是结直肠癌的初始治疗

初始治疗是确诊结直肠癌后最主要的治疗方式。根据结直肠癌诊疗指南，肿瘤的不同阶段存在不同对应的初始治疗方案，例如确诊时为可切除肿瘤，初始治疗可以为手术治疗；而转移性结直肠癌的患者，初始治疗则首选全身性化学治疗。

6. 什么是结直肠癌的转化治疗

不可切除的结直肠癌经过系统治疗后转为可切除的，这种治疗方法称为转化性治疗，临床上结直肠癌肝转移的患者可采用转化性治疗（如新辅助治疗）争取手术机会。

7. 什么是结直肠癌的新辅助治疗

新辅助化学治疗主要用于某些中期肿瘤患者，以期通过先做化学治疗使肿瘤缩小，再通过手术或放射治疗等治疗方法治愈肿瘤。结直肠癌的新辅助治疗是指结直肠癌诊断明确后，在手术前采用的治疗方法，又称为术前辅助治疗。术前辅助治疗通常包括新辅助放射治疗、新辅助化学治疗、新辅助放射治疗与化学治疗。

8. 什么是结直肠癌的辅助治疗

肿瘤辅助治疗是针对直接切除肿瘤组织或破坏肿瘤细胞的治疗。结直肠癌的辅助治疗是指患者接受了外科根治术后所需要进行的治疗，包括辅助放射治疗、辅助化学治疗、辅助放射治疗与化学治疗以及相关维持治疗等。辅助治疗的目的是根除微转移，降低局部复发和远处转移率，从而提高原发肿瘤切除后的生存率。

9. 什么是结直肠癌的一线治疗

一线治疗多为化学治疗，是根据晚期结直肠癌患者病情可以首先选择或者标准选择的药物治疗。晚期结肠癌的一线治疗用药选择很多，通常情况是以化学治疗药为基础的方案。

10. 什么是结直肠癌的二线治疗

二线治疗是指晚期结直肠癌一线治疗失败后采用的治疗方案。一般建议采取与一线治疗不同药物联合化学治疗，治疗之中应更注重药物的安全性。

11. 什么是化学治疗

化学治疗是利用化学药物杀死肿瘤细胞、抑制肿瘤细胞生长繁殖的一种治疗方式，它是一种全身性治疗手段，对原发灶、转移灶和亚临床转移灶均有治疗作用。

12. 化学治疗的原理是什么

所谓化学治疗，就是采用化学药物进行治疗，化学治疗癌症的原理是利用不同的细胞对于药物敏感性的不同进行治疗。增殖旺盛的细胞对于化疗的敏感性高于增殖缓慢的细胞，幼稚细胞对化疗的敏感性高于成熟细胞。癌细胞是增殖旺盛细胞，而且含有很多幼稚细胞，而身体的其他细胞则多数是成熟细胞。因此，癌细胞是身体内的化疗敏感组织，也就是说，化疗药物对这些细胞的作用最大。除了癌细胞对化疗药物敏感以外，身体的其他组织对于化疗药物也有不同程度的敏感性，这就是通常所说的化疗药物没有选择性。我们不希望化疗药物对身体的正常细胞造成损害，但化疗药物对身体正常细胞同样有杀伤作用，这表现为化疗的副作用。化疗药物对身体不同组织产生的损害程度不同，表现形式也存在差别。人体内同样有增殖旺盛的细胞，这些细胞包括骨髓细胞和胃肠道的上皮细胞。因此，常见的副作用表现有骨髓抑制，出现血小板、白细胞以及红细胞数量的减少。产生的消化系统的副作用则表现为消化道溃疡、出血等情况。其他组织的损害也可以表现出相应的症状。

按照作用于细胞周期内时期的不同，化疗药物分为细胞周期特异性药物和细胞周期非特异性药物。前者作用于细胞周期中的某一个特定的时期，主要是抗代谢药，其中的代表是 5- 氟尿嘧啶；而后者作用于细胞周期中的各个时期，包括烷化剂、铂类药物，代表药物是环磷酰胺和顺铂。以上只是化疗药物的一个分类方法，治疗效果与分类方法没有直接的关系。所有抗癌药的特点是干扰细胞的增殖，因此对于增殖旺盛的细胞有严重的影响，而癌细胞是患者体内增殖最为旺盛的细胞。

13. 结直肠癌常用的化学治疗药物有哪些

结直肠癌常用的化学治疗药物有：氟尿嘧啶、卡培他滨、奥沙利铂、伊立替康、亚叶酸钙、左亚叶酸钙等。

14. 结直肠癌化学治疗的目的是什么

（1）对于已进行根治术的患者，化疗的目的是减少复发转移的发生率，延长患者生存时间。

（2）对于体内仍存在肿瘤的患者，化疗的目的是减少肿瘤负荷，以延缓肿瘤生长，延长患者生存时间。

（3）对于部分肿瘤引起明显症状的患者，化疗可以达到减轻患者症状的目的。

15. 结直肠癌化学治疗的周期是多长时间

不同的化疗方案周期不同，对于大多数结直肠癌患者来说，化疗方案是2~3周为一个周期，具体的化疗周期还需要根据不同的化疗方案来确定。

16. 化学治疗方案有哪些

结直肠癌化疗通常是多种药物联合治疗，常见的组合方式有：FOLFOX（氟尿嘧啶、亚叶酸钙、奥沙利铂）、FOLFIRI（氟尿嘧啶、亚叶酸钙、伊立替康）、CAPEOX（卡培他滨、奥沙利铂）、FOLFOXIRI（氟尿嘧啶、亚叶酸钙、伊立替康、奥沙利铂）。

17. 术后需要化学治疗多久

术后一般需要化疗半年，一般是从患者术后第4周开始化疗。但是具体情况还需要根据患者的病情变化及对化疗的耐受程度来决定。

18. 化学治疗是否对身体损伤巨大

患者对于化疗的恐惧可能来源于以下几个方面：化疗的胃肠道反应，如恶心呕吐，化疗过程中的脱发，化疗药物的选择性差，损伤身体本身的免疫力。实际上，以上担心是完全没有必要的。首先，化疗的胃肠道反应已经有许多很有效的抑制药物，化疗过程中可以完全不出现胃肠道反应。其次，引起严重脱发的化疗药仅仅局限于阿霉素等少数几个药物，目前已经有效果更好、毒性更小而且不导致脱发的药物。最后，虽然化疗对身体有一定程度的损害，但远不是想象中的那么严重，并且化疗中同时应用其他的药物可以抑制或者对抗这种副作用。

19. 化学治疗常见的副作用有哪些

化疗中最常见的副作用是药物的胃肠道反应，患者出现恶心、呕吐、腹痛、腹泻、便秘等，可以有口腔黏膜或消化道黏膜溃疡出血导致的便血等。骨髓抑制也是常见的副作用，其中以白细胞的减少最常见，其次是血小板的减少，如果没有明显的消化道出血，贫血一般不会立即出现。标准剂量下的化疗可能出现肝脏功能和肾脏功能的损害。一般来说，化疗药物可以对卵巢和睾丸的功能有一定程度的影响，患者还可能出现脱发等症状。化疗药物有很多种，不同的化疗药物对身体各种脏器的毒性作用是有差别的。

20. 化学治疗药物的局部副作用有哪些

化疗药物的局部副作用主要是静脉炎和药物渗漏所导致的局部组织坏死。化疗药物所导致的静脉炎主要是所经过静脉的血栓性静脉炎，其他部位的静脉炎或者深静脉血栓的形成是非常罕见的，这实际上是化疗药物对所经过血管的刺激作用，表现为输注血管的红肿疼痛，可以用局部热敷的方法缓解，一般对患者不会造成太大痛苦。局部组织坏死是由化疗药物渗漏到静脉以外引起的，表现为局部的剧烈疼痛、组织坏死和溃疡形成。出现渗漏后应立即进行局部冷敷，还可以用局部麻醉药物进行封闭或外敷如意金黄散，对于已经出现的局部大面积组织坏死应该进行植皮。

21. 化学治疗的消化道不良反应有哪些

恶心、呕吐是化疗药物最常见的消化道不良反应。严重的呕吐可导致脱水、无法进食。严重的恶心、呕吐是非常痛苦的，有的患者不能忍受这种痛苦以致拒绝进行化疗。恶心、呕吐的原理除了化疗药物对于胃肠道的直接刺激作用外，还有一个非常重要的因素是药物通过直接或者间接的作用刺激大脑的呕吐中枢。

目前，对于呕吐已经有非常有效的治疗药物，这些药物包括激素、胃复安

（甲氧氯普胺）和众多的 5- 羟色胺受体抑制剂，这些抑制剂包括枢复宁（昂丹司琼）、枢丹（盐酸昂丹司琼）、呕必停（托烷司琼）、枢星（盐酸格拉司琼）等很多种类，各种药物的效果基本是一样的。如果患者在化疗过程中食欲很差，应该适当进行营养的补充，可以进行静脉补液，同时使用保护肝脏、肾脏功能的药物。

化疗过程中其他的消化道反应：因为消化道黏膜是增殖旺盛的组织，因此在进行化疗时黏膜的损伤非常常见，这些损伤主要以炎症的形式表现，包括口腔炎、食管炎、口腔溃疡等。氟尿嘧啶类药物最常出现的不良反应为黏膜炎症和口腔溃疡，连续应用比单次应用出现的频率高得多，化疗中患者主要的不适是疼痛和不能进食。治疗方面可以口服维生素 B_6，并进行对症处理，可以局部应用麻醉药、经常漱口保持口腔清洁，以及使用各种治疗口腔溃疡的散剂、贴剂。不能进食时，应进行营养支持。

化疗过程中的腹泻和便秘同样是化疗药物常见的副作用。一般在大剂量连续应用的情况下容易出现，偶尔可以出现血性腹泻，表示存在消化道的破溃和出血。在化疗过程中出现腹泻的患者应该进行大便常规检查，注意是否合并存在肠道感染的情况，如果存在感染则应该使用抗生素，没有感染的单纯腹泻应该使用止泻药物。若腹泻严重，为了避免出现脱水和营养不良需要进行补液。出现便秘时，可以服用缓泻剂、增加食物中纤维素的含量以润肠通便。

22. 什么情况下不能进行化学治疗

全身状况极差，已有恶病质，估计生存时间不超过 3 个月，年龄在 75 岁以上，有明显心、肝、肾功能障碍，造血功能差，明显的骨髓抑制，有消化道大出血，胃肠梗阻，明显黄疸，严重感染，胃肠穿孔。

23. 骨髓抑制需如何处理

造血系统毒性是化疗最常见的副作用。白细胞、红细胞和血小板数量减少可导致并发症，如中性粒细胞减少引起的发热需住院治疗，严重的贫血和血小板数量减少可能需要输血。

三种细胞系由全能造血干细胞分化而来，完全分化后的细胞是成熟白细胞、红细胞和血小板（巨核细胞的裂解产物）。造血生长因子是三种细胞系的调节分子。某些造血生长因子已经可以人工合成，使用后可减轻化疗的血液毒性，显著提高化疗的安全性。

24. 升高白细胞的药物有哪些

目前，有两种最常用的升高白细胞药物，它们分别是粒细胞集落刺激因子（G-CSF）和粒细胞巨噬细胞集落刺激因子（GM-CSF）。G-CSF 对中性粒细胞的产生有特异性，GM-CSF 同时可刺激单核细胞和嗜酸性粒细胞的产生。尚无有力的临床资料证明哪一种细胞因子的临床效果更好。这两种升高白细胞的药物适用于以下几种情况：

（1）已经存在肿瘤所致的中性粒细胞减少。

（2）既往多次接受化疗。

（3）对造血骨髓区域进行过大面积放射治疗。

（4）既往在类似或低剂量强度治疗时出现中性粒细胞减少所致的发热。

（5）存在严重感染的危险因素（如一般状态差、免疫功能下降、有开放的伤口、存在活动性感染）。

25. 在化学治疗过程中怎样应用促红细胞生成素

促红细胞生成素（EPO）可特异性诱导红细胞分化。癌症贫血是多因素的，常与内源性促红细胞生成素生成减少有关。开始使用 EPO 支持治疗前，应注意选择合适的参考病例。输血高风险患者是那些在抗肿瘤治疗前已有贫血或在第一周期化疗后血红蛋白下降 20g/L 以上者。

26. 什么是中性粒细胞减少性发热

患者在化疗后出现中性粒细胞减少，同时合并发热。此时，患者出现严重感染的危险显著增加，应该特别注意。

（1）发热：体温高于 37.5℃。

（2）中性粒细胞缺乏症：中性粒细胞数量绝对值小于 0.5×10^9/L

（3）在缺乏白细胞时，应注意可能发生感染的体征和症状，警惕可迅速扩散的感染。发热可能是潜在致命感染的唯一表现。

（4）60%~70% 的中性粒细胞减少性发热患者找不到明确的病因。

（5）局部感染的常见部位包括呼吸道、窦道、皮肤、软组织、静脉导管、泌尿系统和胃肠道。

27. 中性粒细胞减少导致的发热如何处理

（1）应在 60 分钟内完成病史和体格检查（重点寻找感染部位），然后开始使用抗生素。

（2）血细胞计数（检测中性粒细胞减少的程度）。

（3）生化检查（检测肝肾功能）。

（4）血培养（包括所有导管）。

（5）胸部影像学检查。

（6）尿液分析和培养。

（7）任何可能的感染部位都应留取标本进行培养和革兰氏染色。

（8）初步检查后，根据癌症类型、化疗方案、并发症，预计中性粒细胞减少持续的时间。

（9）立即开始经验性广谱抗生素治疗。

（10）应用两种或两种以上抗生素发挥协同抗菌作用。

28. 什么是高风险的中性粒细胞减少

（1）中性粒细胞减少预期持续 7 天以上。

（2）白血病的诱导化疗或骨髓移植。

（3）存在并发症：低血压、脱水、无法控制的疼痛、精神状态改变、呼吸功能不全、急性腹痛、出血。

（4）合并严重的肺炎、阑尾炎等感染。

29. 化学治疗所致呕吐可以分为哪几类

化疗相关呕吐分为急性、延迟性和预期性三种类型。

（1）急性呕吐是指在化疗过程中出现的呕吐。

（2）延迟性呕吐是在治疗 16~18 个小时后出现症状，最常出现在治疗后 24~96 个小时，其严重程度和持续时间通常与药物剂量有关。

（3）预期性呕吐是多次化疗后患者形成的一种不良条件反射，其特征是呕吐难以控制。抗肿瘤治疗过程中完全控制呕吐是预防预期性呕吐的最好方法。预期性呕吐一旦出现，药物治疗的作用是有限的，其作用仅在于防止条件反射的进一步强化，后者可加剧呕吐症状。

30. 化学治疗所致呕吐与哪些因素相关

呕吐通常最容易出现在治疗后 2~6 个小时，也可持续存在 12 个小时或间断发作，甚至更长时间。

（1）药物剂量是呕吐及其持续时间长短的最主要影响因素。

（2）药物剂量越大越容易出现呕吐。

（3）呕吐与否常常与给药持续时间有关，如持续灌注、延长用药时间至几个小时甚至几天可减轻或者消除呕吐症状，而快速给药如静脉注射、短时间内重复给药或每日重复给药连续 2 天，则呕吐发生率明显增加。

（4）联合用药的数目、治疗方案、持续时间、给药途径也是影响因素。

31. 化学治疗所致呕吐需做怎样的治疗

为预防呕吐症状的出现，在每一项抗肿瘤治疗开始之前，即应开始给予合理的预防性止吐措施，而且按照预定的方案在出现呕吐时随时给予药物。

即使预防性给药，仍有 50% 以上的患者在接受治疗时出现突发性呕吐。发生呕吐时，胃肠道的运动和药物吸收功能均受到损害，因此可能影响口服给药，一些患者甚至不能口服药物。尽管缓释药物对于维持止吐十分有效，但突发性呕吐需要快速起效的药物，缓释药物是不合适的。联合使用止吐药较单药更为有效。

32. 选择 5- 羟色胺受体拮抗剂止吐有哪些注意事项

（1）昂丹司琼、托烷司琼等在最大有效剂量时同样有效。

（2）要获得最佳止吐效果，剂量必须要超过药物的"阈值"。

（3）药物超过最大有效剂量时并不能更好地控制呕吐。

（4）在治疗进行的 24 个小时内，增加药物剂量并不能提高疗效。

（5）口服制剂生物利用度高、作用时间长。

（6）口服和胃肠外使用止吐效果相同。

33. 糖皮质激素在治疗呕吐中是如何应用的

（1）单用对轻、中度急性呕吐有效。

（2）最常用的药物是地塞米松。

（3）对延迟性呕吐效果最好的药物：地塞米松 + 甲泼尼龙联合 5- 羟色胺受体

拮抗剂。

（4）胃肠外使用和口服使用同样有效。

（5）单剂和多剂量给药方案同样有效。

（6）单剂用药后不良反应发生率通常非常低。

（7）短期应用糖皮质激素并不产生明显的不良反应。

（8）短期应用可造成高血糖，初发或者严重的糖尿病患者血糖控制比较困难。

34. 应用止吐药物有哪些注意事项

（1）口服预防用药应在使用具有细胞毒性的化疗药物前 1 小时服用，静脉预防用药应在使用前数分钟使用。

（2）治疗过程中应该每日使用止吐药物。

（3）地塞米松静脉使用时，应在 10~15 分钟输入，避免患者出现潮热等不适的感觉。

（4）对突发症状的处理不能替代初次预防，但是可以包含在患者的止吐治疗方案中。

（5）延迟性呕吐的预防应该在治疗开始 12~24 小时进行。

35. 什么是靶向治疗

靶向治疗是在细胞分子水平上，针对已经明确的致癌位点（该位点可以是肿瘤细胞内部的一个蛋白分子，也可以是一个基因片段）来设计相应的治疗药物，药物进入体内会特异地选择致癌位点来结合发生作用，使

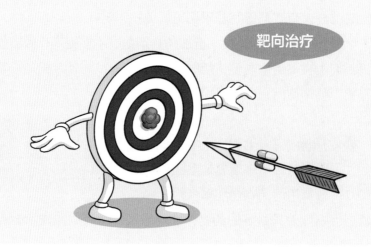

靶向治疗

肿瘤细胞特异性死亡，而不会波及肿瘤周围的正常组织细胞，所以分子靶向药物又被称为"生物导弹"。

36. 常用的靶向药物有哪些

对于结直肠癌，常用的靶向药物有：针对肿瘤血管生成的贝伐单抗、瑞格非尼、阿柏西普、雷莫芦单抗，针对表皮生长因子受体的西妥昔单抗和帕尼单抗。

37. 靶向药物是怎么起作用的

靶向药物是目前最先进的用于治疗肿瘤的药物，它通过与肿瘤发生、生长所必需的特定分子靶点作用来阻止肿瘤细胞的生长。因目前化疗有效率仍不理想，靶向药物可与化疗药物联合应用或者单独应用，作用于特定的靶点，以起到提高有效率的作用。

38. 靶向治疗贝伐单抗副作用有哪些

贝伐单抗最常见的不良反有高血压、蛋白尿、鼻出血、上呼吸道感染、厌食症、口腔炎、胃肠道症状、头痛、呼吸困难、疲乏和剥脱性皮炎。严重罕见不良反应包括胃肠道穿孔、出血、动脉血栓、高血压危象、伤口愈合不良、中性粒细胞减少症、肾病综合征、可逆性后部白质脑病综合征和充血性心力衰竭。

（1）高血压：是临床上应用贝伐单抗最常见的不良反应，中度高血压的发生率为3%~16%。

（2）心肌病和充血性心力衰竭：充血性心力衰竭是主要的毒性反应。输注贝伐单抗前应先了解患者有无心脏病史，使用时严密观察患者有无胸闷、气促等表现，注意心率、心电波形的改变。患者一旦出现心力衰竭，立即抢救，并永久性停药。

（3）出血：有报道贝伐单抗破坏了内皮细胞的有丝分裂，使内皮细胞的更新能力下降，直接导致血管内皮缺损而引起出血。常见出血部位是鼻黏膜，一般不会因此中断治疗，如果出现3级以上出血，应当停药。

（4）血栓：可能与贝伐单抗拮抗血管内皮生长因子对血管内皮的作用有关，血管内皮功能不良和缺损导致内皮下胶原暴露，使血栓形成的发生率明显增加。

（5）蛋白尿：贝伐单抗扰乱了肾小球和肾小管周围毛细血管网的正常功能，导致肾小球功能异常，从而产生蛋白尿。

（6）其他：胃肠穿孔、创口延迟愈合、可逆性后部白质脑部综合征等较罕见。胃肠穿孔发生率为2%，创伤延迟愈合发生率为1%。

39. 靶向药物西妥昔单抗副作用有哪些

西妥昔单抗是一种人鼠嵌合的单克隆抗体。目前西妥昔单抗主要用于结直肠癌、头颈部鳞状上皮细胞癌，也用于其他癌症如胃癌、鼻咽癌、肺癌等。其不良反应主要包括：

（1）皮肤黏膜毒性反应：最常见的不良反应，发生率在80%以上，其中15%的皮肤黏膜毒性反应较为严重。主要表现为痤疮样皮疹、皮肤干燥、瘙痒、头发异常、黏膜炎、睫毛和面部毛生长过速等。这些不良反应多发生在治疗的前3周内。

1）皮疹：主要位于皮脂腺分布的部位即颜面及躯干上部。出现的时间为用药后1~2周，常在3~4周达到顶峰，一般停药1周后逐渐减轻及消失。

2）甲沟炎：是在手指甲和脚趾甲周围出现的软组织感染。主要表现为指（趾）甲红肿和发炎，可能导致传染性肉芽肿或脓肿。

3）眼睑炎：是一种较常见的发生在眼部皮肤的不良反应，其症状为眼部瘙痒、流泪、畏光、睫毛结痂等。但一般不会影响视力、眼内压和眼底。

4）口腔黏膜反应：表现为口腔黏膜和舌黏膜反应，轻者口腔黏膜充血、舌苔消失、舌体充血，重者口腔黏膜、舌黏膜融合性伪膜形成，并可能诱发出血。

5）银屑病：较罕见，一旦出现银屑病类似症状应考虑是西妥昔单抗导致的不良反应，并应该积极对症治疗，可在病程进行期采用诸如氧化锌软膏、10%硼酸软膏此类性质温和的药物；病程稳定及消退期可使用浓度为0.1%~0.5%的蒽林软膏及水杨酸软膏等作用较强的免疫抑制剂与角质促成剂。

（2）超敏反应：使用西妥昔单抗导致的一种很严重的不良反应。90%以上的超敏反应发生在首次输注药物时，仅有少数患者出现在输注过程中。

（3）低镁血症：西妥昔单抗的不良反应较少见。严重的低镁血症可导致患者乏力、感觉异常、肌肉震颤、意识模糊、行为异常等，特别是对于老年患者，恶病质状态的患者，有心血管相关疾病的患者或是正在服用消耗镁离子药物的患者。

（4）肺毒性：发生率相对较低，主要表现为肺炎和间质性肺病。

（5）其他：中性粒细胞减少、白细胞减少等骨髓抑制症状发生率也较高，与化疗联合常出现腹泻、恶心呕吐等不良反应，深静脉血栓也有报道。

40. 化学治疗和靶向治疗会导致免疫力下降吗

化疗药物在杀伤肿瘤细胞的同时也会杀伤身体的免疫细胞，同时化疗药物可以导致严重粒细胞减少而进一步损害患者身体抗感染的能力，威胁患者生命。

靶向治疗药物是指在细胞分子水平上，针对已明确的致癌位点来设计相应的治疗药物，药物进入体内会特异地选择致癌位点来相结合发生作用，不会波及肿瘤周围的正常组织细胞，因此靶向治疗对免疫功能的影响相对较小。

41. 化学治疗期间有没有必要使用中心静脉导管输液

使用中心静脉导管输液可以将药物直接输注在血流速度快、血流量大的上腔静脉内，防止药物对外周小血管的刺激和损伤，且有些中心静脉导管可以保留很长时间，从而避免了外周静脉反复穿刺。

42. 系统治疗期间的饮食注意事项

（1）适当进食一些新鲜的水果：如西瓜、猕猴桃、杏、苹果、梨、草莓等含有丰富的维生素 C、维生素 B 的水果，具有一定的抗癌作用。

（2）合理安排饮食与化疗的时间：化疗常引起恶心、呕吐等消化道反应，因此化疗时要合理安排饮食。化疗当天，饮食应清淡可口。经静脉化疗应空腹进行，因此应在化疗开始的 3 小时前停止进食，化疗时食物已经基本消化，化疗结束后晚餐晚些吃，以减少恶心、呕吐的症状。

（3）口服化疗药物时间：饭后半小时服用较好，血药浓度达高峰时，此时已呈空腹状态，消化道反应会轻些。

（4）营养要充足：化疗期间要适当增加蛋白质、糖分的摄入，少吃高脂肪、高胆固醇类的食物，特别要保证蛋白质的摄入，多吃一些瘦猪肉、牛肉、鸡肉或鱼肉等；忌油炸类食物，少吃腌渍食品，严禁食用刺激性强的调味品。

43. 结直肠癌患者系统治疗期间如何进行定期随访

对术后辅助化疗的病例，在化疗期间医生应每周门诊随访 1 次，仔细询问病史，复查血常规凝血因子，必要时检查肝肾功能和心电图，密切观察药物的副作用并及时处理，以保证化疗如期进行。

（张霁　何流）

（三）直肠癌的放射治疗

1. 放射治疗科的职责和分工是什么

直肠癌的治疗主要依据临床分期，是多学科的综合治疗。手术是直肠癌根治性的治疗手段。放射治疗（简称"放疗"）作为手术治疗的重要辅助治疗手段之一，在不同分期的直肠癌治疗中同样起到重要的作用。其主要方式有术前放疗、术前同步放化疗、术后放疗和术后同步放化疗，主要目的是有效地提高患者的手术切除率、保留肛门率，降低局部复发率，从而提高患者的长期生存率。

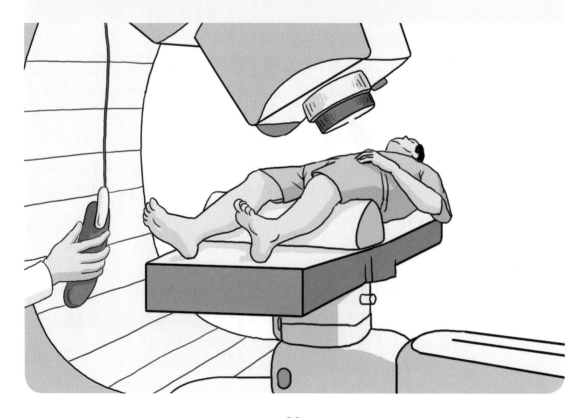

2. 直肠癌要进行放射治疗吗

直肠癌术后是否需要放疗与病期相关。对于Ⅰ期直肠癌，单纯根治性手术即可获得较满意的长期生存率，术后无需其他治疗。如果Ⅰ期直肠肿瘤距肛门缘较近，可行肿瘤局部切除手术加术后放疗，在保留肛门的同时，可以获得与根治性手术同样的疗效。对于Ⅱ、Ⅲ期可进行手术切除的直肠癌，多项研究表明，术前放疗、术前同步放化疗、术后同步放化疗与单纯手术相比，降低了患者的局部复发率，并显著提高了患者的长期生存率，成为Ⅱ、Ⅲ期直肠癌的标准治疗手段。术前同步放化疗相比于术后同步，取得了与术后同步放化疗相似的长期生存，并在此基础上进一步降低了局部区域复发率，同时不良反应发生率更低并且可能提高保肛率。对于局部晚期不能手术切除的直肠癌，术前同步放化疗是首选的治疗手段，通过术前同步放化疗，可使部分患者得到手术的机会，而对放疗后无法切除的患者，同步放化疗也可以缓解症状，达到姑息治疗的目的。目前有文献表明直肠癌的根治性放疗可以达到根治性目的，故对于无法手术的低位直肠癌患者、身体有严重系统性疾病无法耐受手术患者、拒绝手术或有强烈意愿拒绝手术患者可以尝试进行根治性放疗。

3. 直肠癌放射治疗的目的是什么

直肠癌的放射治疗主要目的是提高直肠癌患者局部控制率和总生存率。早期低位直肠癌放射治疗和手术治疗的联合，主要以保留肛门为目的。

术前放疗可使瘤体不同程度地缩小、肿瘤细胞变性、纤维组织增生、癌周浸润消失。肿瘤细胞在放疗后出现坏死、纤维化等改变，可降低手术时牵拉、挤压而导致的肿瘤细胞脱落的机会，并降低肿瘤细胞的增殖活性，减少肿瘤种植和存活。

术后放疗可以使局部晚期，肿瘤已侵及深肌层，或穿透肠壁，或病变部位侵犯盆腔脏器，或肠壁盆腔有转移淋巴结患者局部复发率降低。

4. 直肠癌常用的放射治疗技术和模式是什么

（1）常规放射治疗（普通三野等中心照射）。

（2）三维适形放射治疗和三维适形调强放射治疗。

5. 什么是三维适形放射治疗

三维适形放射治疗是一种高精度的放射治疗。它利用 CT 影像重建三维的肿瘤结构，通过在不同方向设置一系列不同的照射野，并采用与病灶形状一致的适形挡铅，使得高剂量区的分布形状在三维方向（前后、左右、上下）上与靶区形状一致，同时使得病灶周围正常组织的射线受量降低。

肿瘤放疗的理想状态是只照射肿瘤而不照射肿瘤周围的正常组织。随着计算机技术和肿瘤影像技术的发展，产生了肿瘤及其周围正常组织和结构上的虚拟三维重建及显示技术。在传统的放射治疗中，我们无法对所做的放射治疗进行有效的验证，我们不知道靶区的剂量分布是否达到预期的效果。在三维计划系统中，我们可以在基于患者实体的虚拟图像上通过计算得出剂量分布的真实情况，对照射效果进行适时的评价并进行优化。这样就增强了放疗计划和实施过程的精确性，最大程度地照射肿瘤，最好地保护肿瘤周围的正常组织。

6. 直肠癌放射治疗过程中的影响因素有哪些

传统的前后挡铅放疗技术在保证靶区覆盖的同时，对正常组织的保护较目前的适形放疗或调强放疗要差。现代较精确的适形或调强放疗使得放射剂量的分布可与治疗靶区的形状高度适形，在治疗靶区外的剂量迅速跌落，从而达到保护周围正常组织的目的。但适形放疗或更精确的调强放疗由于对靶区形状的高度适形性，使得它对靶区器官的变化更为敏感。同时，治疗计划的优化也要求对治疗部位和患者的个体化有更周密的考虑，对放疗中可能产生的不确定因素都需要研究和量化。

7. 如何掌握直肠癌放射治疗的时机

对于 II~III 期直肠癌，现在有明确的循证医学证据建议患者进行术前的同步放疗与化疗，而不是进行术后的同步放疗与化疗。如果患者在术前没有被明确诊断，在手术治疗后发现是 II 期或 III 期直肠癌，需要在术后 3~4 周进行同步放疗与化疗；对于晚期的 IV 期直肠癌，可以根据患者的病情，在全身系统治疗的同时，在恰当的时候介入局部治疗，从而提高患者的生活质量和生存率。研究表明，术前放疗结束至手术间隔时间长的患者较间隔时间短的患者总反应率低、预后差，建议术前放疗与手术间隔时间以 4 周为宜。直肠癌根治术后同步放疗与化疗时，放疗应尽早进行，延迟放疗将降低治疗疗效，建议术后放疗与手术间隔时间以 1~2 周为宜。

8. 直肠癌放射治疗会出现哪些不良反应

术前放疗最常见的并发症为脓肿（18.3%）、吻合口瘘（5.2%）和小肠梗阻（5.2%），术前放疗并未显著增加患者的围手术期死亡率。直肠癌放射治疗的不良反应还包括：

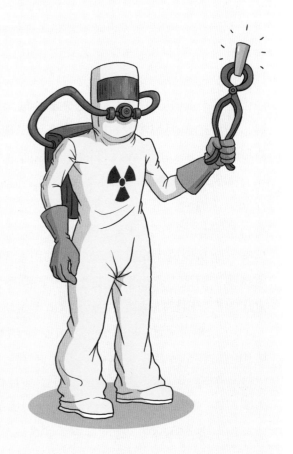

（1）放射性膀胱炎：当膀胱照射剂量超过 50~60 Gy 时，会出现放射性膀胱炎、膀胱溃疡及膀胱萎缩。

（2）放射性直肠炎：主要表现为便频、少量稀便或里急后重等直肠刺激症状。除此之外，前后野照射包括会阴部，此处皮肤薄易出现放射反应；盆腔照射也包括部分小肠，特别是发生术后肠粘连的肠管，易出现放射性损伤，严重时可发生出血、穿孔等。

9. 直肠癌放射治疗的常见副作用和应对办法有哪些

放疗期间，身体会耗费大量能量来进行自我康复。同时，疾病带来的压力、每天往返治疗以及放射对正常细胞的影响都会导致疲劳。如果患者感到疲劳，那么在空闲时就要少活动、多休息。晚上早睡觉，白天有条件也要休息。

治疗过程中，放疗本身造成的组织损伤、身体免疫功能减退导致病毒或细菌感染等均可引起发热。出现发热时，应先明确原因，以便正确处理。如果发热低于 38℃，可不用退热药物，多饮温开水，注意休息；如果体温超过 38℃，出现明显头痛或全身不适，应使用退热药物，如阿司匹林、解热止痛片等，也可用湿毛巾行头部冷敷，待进一步明确发热原因后再做相应处理；如果体温持续升高达 38.5℃ 以上，应暂停放疗，静脉输液给予支持，必要时应用抗生素、维生素及适量糖皮质激素。

（1）皮肤反应：直肠癌患者放疗后，皮肤常会变得干燥、出现蜕皮，有烧灼感和刺痒感，部分患者照射部位的皮肤会出现充血、水肿甚至渗液和糜烂。为了更好地保护皮肤，患者需要做到以下几点：①所穿内衣要宽松、柔软，以减少对局部皮肤的摩擦；②不要把烫的或冷的东西，如热毛巾或冰袋放在接受放疗的皮肤上，除非是医生建议；③皮肤瘙痒时，可用手掌轻轻拍打局部皮肤，忌用手挠抓，以免加重局部皮肤的损伤，一旦出现皮肤红肿或干性脱皮，可停照 2~3 天，皮肤出现充血、水肿甚至渗液和糜烂时，应暂停放疗，用含抗生素和地塞米松软膏，如氯地霜外敷或用硼酸溶液湿敷，以使皮损尽快愈合；④在正接受治疗和治疗结束几周内，不要在接受放疗的部位上使用药粉、药膏、护肤霜、香水、除臭剂、洗液和家用药物，除非经过医生许可（许多皮肤产品会在皮肤上留下一层，这样可能妨碍放疗或康复）。放疗时和放疗结束后一年之内，不要让接受放疗的部位暴露在阳光下。如果想在太阳下多待几分钟，就要穿上有保护作用的衣服（如宽边的帽子和长袖衬衣）以及使用防晒油。

（2）食欲缺乏：在放疗过程中，患者可能完全没有食欲。但是，多摄入蛋白质和热量非常重要，可以帮助患者更好地对付癌症及其副作用。胃口不好时，可以少食多餐。不要喝酒，喝酒会加重放疗副作用。患者可服用一些有健脾开胃作用的中药。如果进食量很少，可通过以下方法来提高摄入的能量：食物中加入黄油、喝牛奶代替喝水、饭间补充牛奶等食物、蔬菜上加一些调料或奶油。

10. 放射性肠炎的表现和处理方法

放射性肠炎是盆腔、腹腔、腹膜后恶性肿瘤放射治疗引起的肠道并发症。可分别累及小肠、结肠和直肠，故又称为放射性直肠、结肠、小肠炎。根据肠道遭受辐射剂量的大小、时间的长短、发病的缓急，一般将放射病分为急性和慢性两种。又根据射线来源放置的体内外位置的不同将其分为外照射放射病和内照射放射病。在早期肠黏膜细胞更新受到抑制，之后小动脉壁肿胀、闭塞，引起肠壁缺血，黏膜糜烂。晚期肠壁纤维化，肠腔狭窄或穿孔，腹腔内形成脓肿、瘘道和肠粘连等。

减少放射性损伤的一般治疗方法：应用抗生素、阿司匹林抑制黏膜分泌前列腺素、中和胰腺分泌液和在放疗期间应用要素饮食等。正确掌握照射剂量和技术，照射时将患者放置适当体位，使小肠离开盆腔，是防止肠管放射线损伤的最可靠方法。

外科医师应与放疗科医师通力合作，减少正常组织对放射线的暴露。预计术后要进行放疗的患者，外科医师应设法避免小肠坠入盆腔。行直肠切除术时，应将盆腔底部封闭。放疗医师则应把治疗用射线集中在肿瘤区和附近可能有肿瘤侵犯的部位，以减少其他组织受照射。放疗中，让患者取头低足高位，可以减少小肠在盆腔部位受照射，或在放疗前设法充盈膀胱，或用多个固定的或旋转的照射野，或分成多次高能放疗，对于减少后期并发症的发生均有益处。

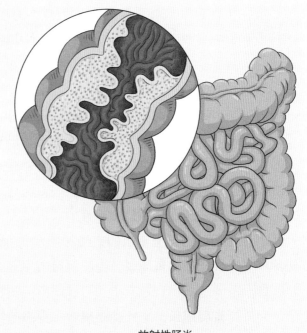

放射性肠炎

11. 直肠癌患者进行放射治疗前需要做哪些检查

（1）必需的检查项目：①血常规、尿常规、粪便常规和粪便隐血；②肝功能、肾功能、肿瘤标志物；③肠镜或超声肠镜；④腹盆部增强 CT 扫描；⑤直肠磁共振扫描；⑥胸部 X 线；⑦腹股沟和盆腔 B 超。

（2）根据患者情况可选检查项目：①肺功能、超声心动图；②凝血功能；③ECT 扫描；④直肠气钡双重造影；⑤直肠肛管测压；⑥临床需要的其他检查项目。

12. 在放射治疗期间需要做哪些检查

每周复查血常规，必要时复查肝肾功能。注意血清铁、钙，尤其是术后患者，必要时进行维生素 B_{12} 治疗。密切观察病情，针对急性毒性反应，给予必要的治疗，如使用镇吐、抑酸和止泻药物，避免可治疗的毒性反应造成治疗中断和剂量缩减。治疗中根据病情复查影像学检查，酌情对治疗计划进行调整或重新定位。监测体重及能量摄入，如果热量摄入不足，则应考虑给予肠内（首选）或肠外营养支持治疗，必要时可以考虑留置十二指肠营养管进行管饲。对于同期放化疗的患者治疗中和治疗后的早期恢复，营养支持更加重要。

13. 放射治疗是否会引发第二肿瘤

放射线有可能诱发恶性肿瘤，最典型的例子就是原子弹爆炸以后周围人群发生的恶性肿瘤，另外在医院里面从事射线相关工作的治疗师或者医生都需要穿防护服，也是这个原因。

但是，诱发恶性肿瘤是概率性的，也就是说，不是所有人受到照射以后都会产生恶性肿瘤。医学上使用的直线加速器与原子弹爆炸所产生的射线是不同的，医用的光子线防护比较简单，受照射后照射野内正常组织发生恶性肿瘤概率只有1%~2%。

另外要说明的是，恶性肿瘤患者本身产生第二原发肿瘤的概率就比正常人群要高，受照射产生的第二种恶性肿瘤不单与射线有关系，与患者本身的基因变异也有关系。

在医疗工作中，对于恶性肿瘤需要放疗的患者，放疗的获益往往大于放疗带来的恶性肿瘤的危险，医生会建议放疗；而对于良性患者，如果需要做放射治疗，例如韧带样纤维瘤、血管瘤等，医生会详细阐明有小概率恶性肿瘤的发病风险。

研究表明，直肠癌无论是术前放射治疗、术后放射治疗，还是姑息性放射治疗，均不会引发第二肿瘤。

14. 放射治疗后不良反应一般持续多长时间

直肠癌放疗后不良反应的持续时间因人而异，一般情况下患者在放疗10~15次出现放射性反应，放疗20次左右达到反应的峰值，一般在此之后会渐进性缓解，在放疗结束后2周左右大部分患者的放疗不良反应得到完全缓解。

（张霁 李嘉临）

（四）临床试验

1. **什么是临床试验**

按照国家药监局、国家卫生健康委组织修订的《药物临床试验质量管理规范》中对临床试验的定义，临床试验是指以人体（患者或健康受试者）为对象的试验，意在发现或验证某种试验药物的临床医学、药理学以及其他药效学作用、不良反应，或者试验药物的吸收、分布、代谢和排泄，以确定药物的疗效与安全性的系统性试验。

在国外，把参加临床试验的人员称作志愿者，国内一般称为"受试者"，受试者里面有健康的人，也有患者，这主要看参加什么样的试验，其中有关肿瘤治疗的试验主要由患者参加。

2. **临床试验的目的是什么**

临床试验目的在于考察新药的疗效和不良反应。在一个新药正式上市前，医生（研究者）在得到患者（受试者）的知情同意后，让患者试用该新药，从而观察这个药的疗效和不良反应情况。

3. **临床试验为什么不等于"人体实验"**

临床试验是新药研究开发的必经阶段，对评价新药的疗效和安全性有着无可替代的作用，受试者积极正确地参与是保证试验质量的先决条件。

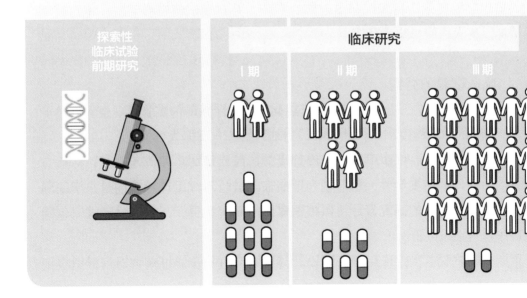

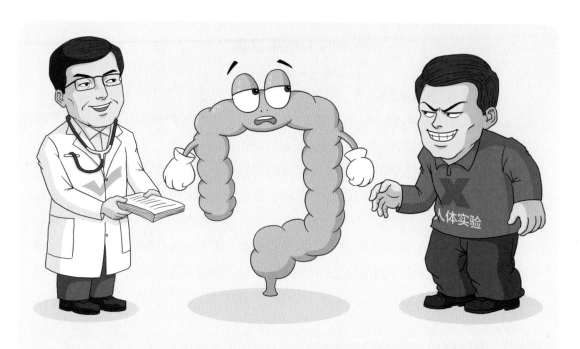

正是因为患者愿意参加临床试验才会有新的肿瘤治疗方法不断涌现出来。然而用人体进行科学实验是医患关系中最敏感的问题，事实上临床试验有许多严格的限制，如规定药物只能在完成药理、毒理等动物实验，证实其疗效和安全剂量后，并经过伦理委员会的审查同意，才能进行人体实验。药物临床试验均应有充分的科学依据，而且只有在受试人群能够从研究的结果中受益时才能进行，所以临床试验的预期受益超过可能出现的损害，对受试者健康的考虑优先于科学和社会的兴趣。医学伦理学要求在人体实验中应当使受试者的安全和权益得到最大的保障。医护人员也会尽能采取措施以尊重他们的隐私，并对受试者资料保密，将其对身体和精神以及人格的影响减至最小。

4. 临床试验的分期

Ⅰ期临床试验：初步的临床药理学及人体安全性评价试验。观察人体对于新药的耐受程度和药代动力学，为制订给药方案提供依据。

Ⅱ期临床试验：治疗作用初步评价阶段。其目的是初步评价药物对目标适应证患者的治疗作用和安全性，也包括为Ⅲ期临床试验研究设计给药剂量方案的确定提供依据。此阶段的研究设计可以根据具体的研究目的，采用多种形式，包括随机盲法对照临床试验。

Ⅲ期临床试验：治疗作用确证阶段。其目的是进一步验证药物对目标适应证患者的治疗作用和安全性，评价利益与风险关系，最终为药物注册申请的审查提供充分的依据。一般应为具有足够样本量的随机盲法对照临床试验。

Ⅳ期临床试验：新药上市后由申请人进行的应用研究阶段。其目的是考察在广泛使用条件下的药物的疗效和不良反应，评价在普通或者特殊人群中使用的利益与风险关系，以及改进给药剂量等。

5. 参加临床试验的风险和获益

首先，临床试验最重要的一点就是必须符合伦理要求，就是说必须尊重受试者的人格和权利。

其次，在疗效方面，目前肿瘤治疗无特效药物，新的药物在持续开发中，前期的动物实验中已经初步观察到疗效的药物才会开始进行后续的人体药物临床试验。几乎所有的Ⅲ、Ⅳ期临床试验和一部分Ⅱ期临床试验的设计中，试验组的治疗药物或措施都在前期研究中被证明不低于目前标准治疗，所以参加这些研究的受试者在疗效方面是可以得到较大的保障的，Ⅰ期研究和部分Ⅱ期研究则不能保证疗效。

第三，安全性方面，Ⅰ期研究主要观察安全性，不能向受试者保证一定是安全的；Ⅱ期研究中会进一步观察药物的安全性，一般情况下出现的不良反应是研究前可预测的，但有时也会发生不可预料的不良反应，但发生率较低；Ⅲ期研究药物安全性较高，但也会有很少见的不可预料的不良反应；Ⅳ期研究中药物都已经经过国家批准上市，安全性基本得以保障。

第四，所有Ⅰ、Ⅱ、Ⅲ期以及一部分Ⅳ期临床试验的药物和检查都是免费的，可以从一定程度上减轻患者的经济负担。

最后，在试验期间，受试者可以不需要任何理由退出研究，任何人都无权干涉。

总之，精心设计、精确操作的临床试验，是提高人类健康、寻找新的治疗药物和方法的最快最安全的途径。参加临床研究也是肿瘤患者的治疗选择之一。

6. 如何掌握更多的临床试验信息

（1）询问自己的主管医生所在科室有无临床研究，是否有适合自己的研究。

（2）如果本科室无研究，可去医院的国家药物临床试验机构询问。

（3）患者所在医院无研究资质或无相关研究时，可在国家药品监督管理局网站上查阅所在地区有肿瘤学临床试验资质的其他医院，前往医院进行咨询。

（4）参加研究前要向研究者索要国家药品监督管理局颁发的资质证明，以及本研究的国家药品监督管理局的批准文件及伦理委员会的伦理批件，以保证所参加研究的正规性。

7. 如何确定自己是否适合参加临床试验

不同类型的临床试验，其运作过程也不一样。临床试验组成员有医生、护士、社会工作者和一些相关专家。在开始试验时，他们会核对受试者的健康情况，合格后给特定的治疗处置；在试验过程中，他们认真地监察受试者，以保证其安全和数据的科学可靠；在试验结束后，他们还要和受试者保持联系，以取得更多信息资料。很多临床试验都会有比普通看病多得多的实验室检查以及医生查体询问。对于任何一个临床试验，受试者都属于研究组成员的一名，他们一起工作。如果受试者都认认真真地按照方案要求去做了，那么参加的临床试验就是一个很成功的试验。所以，患者可向自己的主管医生咨询和商议，由主管医生根据患者的状况综合评价后决定是否适合参加临床研究。

8. 临床试验的药物有效率一定高吗

临床试验是一种利用安慰剂或经典药物和方案作为对照组的方式，对药物或其他医学治疗进行比较测试的过程。在临床试验中，研究者要先决定所要测试的装置或药物，再决定使用何者与其进行比较，以及须以何种病患作为测试对象，目的是确定试验药物的疗效与安全性。临床试验的目的是找出是否存在新的、疗效更佳、更安全的治疗肿瘤的方法或诊断预防疾病、科学评估病情的方法，所以新药及新疗法均处于试验阶段，其有效率并不一定高于经典药物及方案。

9. 所有患者都可以参加临床试验吗

所有的临床试验都有关于谁可以参加临床试验的指导原则，此指导原则就是"入选/排除标准"。允许参加临床试验的因素为"入选标准"；不允许参加临床试验的因素为"排除标准"。这些标准是根据如下因素来制定的：年龄、性别、疾病类型和阶段、治疗史、患其他疾病情况等。只有符合标准的人才

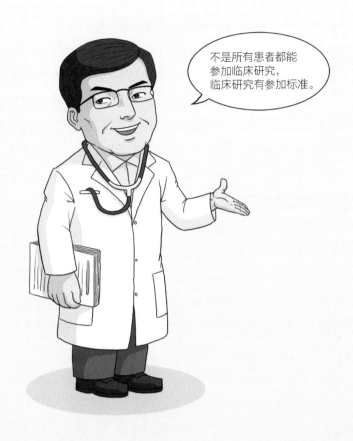

可以参加临床试验。有一些研究试验需要患者，而也有一些试验需要健康人。值得注意的是，制定"入选／排除标准"不是用来拒绝人们参加临床试验，相反，而是用来确定此人参加临床试验是否合适，以保证其安全。

10. 什么是临床研究监查员（CRA）

主要负责组织相关项目的临床监查，并负责制订相关项目的临床监查实施计划，临床监查员一般要求具有临床医学、卫生统计学、药学等专业方面的知识，具有 GCP（good clinical practice）证书，具有丰富的临床试验工作经验，具备较强的对外沟通协调能力和语言表达能力。

11. 什么是临床研究协调员（CRC）

临床协调员负责产品临床方案的编写及临床试验的组织落实工作；负责监查临床研究质量、跟踪研究进度及临床试验工作协调等。

12. 参加临床试验的个人信息是保密的吗

患者的医疗记录（研究病历 / 病例报告表、化验单等）将完整地保存在患者所就诊的医院。医生会将化验检查结果记录在病历上。申办方的有关人员、研究者、伦理委员会和药品监督管理部门将被允许查阅患者的医疗记录。查阅的目的是保证整个研究信息获得的准确性和研究方案被正确地执行。任何有关本项研究结果的公开报告不会披露患者的个人资料。

13. 如何参加临床试验

（1）健康志愿者 / 患者注册个人资料，填写完整个人信息。

（2）健康志愿者 / 患者根据自己的条件，选择合适的临床试验项目，进行报名。

（3）招募方会根据项目方案对健康志愿者 / 患者进行初步筛查。

（4）健康志愿者 / 患者去医院接受医生的指导，通过筛检后开始用药。

（张霁　王安强）

（五）其他的治疗选择

1. 什么是补充和替代治疗

补充和替代治疗包括的内容范围极广，不仅包括了世界各地的传统医学、民间疗法，也包括不能适用医保报销的许多新疗法。据世界卫生组织统计，世界上的健康业务的 65%~80% 归类于"传统医疗"，也就是说，在西方社会这些传统医疗也被视为补充和替代医疗。

具体地说，补充和替代治疗包括中医（中药、针灸、指压、气功）、印度医学、免疫疗法（淋巴球疗法等）、药效食品 / 健康食品（抗酸化食品群、免疫活性化食品、各种预防补助食品等）、芳香疗法、维生素疗法、食疗、精神 / 心理疗法、温泉疗法、氧气疗法等。的确，其中含有一些非科学的内容，对于实践西医的医生来说，或许难以接受。但是我们不得不承认一个事实，作用机制和有效性得到科学证明的疗法正在激增。美国 FDA 承认针灸针为医疗器具，承认中医为"独立的完整医学系统"，正说明了补充和替代医疗正在有力地冲击并补充着现代西医。

概略地说，补充和替代医疗多为毒性少、对患者身体侵蚀少的疗法。特别对于那些被西医认定为疑难杂症的患者而言，这无疑是一份喜讯。而且，补充和替代医疗对于解决药品的副作用问题、环境污染问题、经济问题、医生的信用危机问题等种种常见于 21 世纪的医学问题，提高医疗整体质量，都将做出巨大贡献。

补充和替代医疗对于患者来说，提供了更多有益的选择，开辟了通向康复乐园更广阔的道路。除了手术、化疗、放疗及靶向药物治疗外，还须了解有没有其他的补充和替代治疗，如免疫治疗、中医中药治疗等，做到心中有数，知晓补充治疗和替代治疗等疗法，可以增加患者的希望，有利于配合目前的治疗措施。

可能患者的家人和朋友会建议患者进行补充和替代治疗，如维生素、中药或其他减轻压力的方式，其目的是治愈肿瘤或希望患者感觉更好些。但是补充治疗和替代治疗通常是西医医生不会提及的治疗方法。

当今人们对癌症的替代治疗抱有极大的兴趣，它可能是常规治疗方案的补充。例如针灸可以减轻疼痛，瑜伽可以放松身心。许多研究发现，虽然这些治疗方法可能不能直接杀灭癌细胞，但是如果它们可以提高患者的舒适程度和幸福感，仍然会有所帮助。

2. 是否应该在计划进行补充和替代治疗之前通知医生

选择了补充治疗和替代治疗应该告诉医疗团队，并且应该让治疗团队充分了解患者的补充治疗和替代治疗，这对于肿瘤的治疗是非常重要的。其原因在于：

（1）治疗团队可以帮助患者找出哪些替代治疗可能是有益的，哪些是不合适的。

（2）帮患者找出哪些补充或替代治疗可能会影响正常治疗程序，从而影响正常的治疗。

3. 如何面对心理焦虑、恐惧、抑郁

结直肠癌患者的心理反应极其复杂，常伴有焦虑、抑郁、烦躁等情绪，而这些负面情绪的产生与患者的自身因素、环境因素以及应对方式和社会支持等有密切关系。首先应了解结直肠癌患者不同阶段的心理反应：

（1）确诊后心理反应：多数患者在癌症确诊时表现为对自身疾病的怀疑、否认，感到恐惧、怨恨、沮丧，甚至对抗治疗等，因此出现消极悲观情绪，不与医

务人员配合。

（2）治疗阶段心理反应：经过初期的否认、恐惧、怨恨，大多数患者处于焦虑和抑郁状态的接受期。结直肠癌患者部分会进行手术治疗，而术后自我形态改变及治疗过程中可能出现不良反应或病情加重时，患者都会感到无助和焦虑。

（3）晚期患者的心理反应：随着身体功能逐渐减退，晚期患者表现为衰弱、卧床不起等，因此患者会产生一种脱离社会的孤寂感，表现为害怕死亡、淡漠和被抛弃感。

解决上述问题，首先，患者入院时医生即与患者沟通，了解患者心理情况，同时做好心理护理，并且通过教育改变患者不良认知。其次，家属可安排一些有益的身心活动，如散步、阅读等，保持患者心情愉悦、身心放松，情绪得到调节。并且可行音乐疗法，必要时用药物调理，改善患者焦虑等不良情绪。

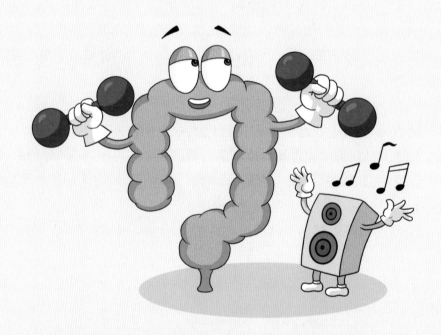

4. **患者是否应该将自己的焦虑和抑郁情绪告知医疗团队**

通常来说，经历过重大变故和损失的人需要额外的帮助。患者的交流对象可以是医疗团队，也可以是专业的心理健康专家。患者并不需要独自承受这些压力。

您爱的人们也很悲伤，他们也害怕会失去您。您和爱人如何从当下的事情中找到意义？尝试和您的爱人谈论您都经历了哪些悲伤，以及您失去的梦想。能够超越悲伤，并且找到比自身更伟大的东西产生精神上的联系，可能会在您过世之后帮助治愈您的亲人。

和别人交流这些感觉，搭档、挚友、心理顾问都可以，您信任的人可以帮助您处理这些感情，不再增加您的负担。这并不容易，尤其是在中国的文化中，这可能需要很多次的尝试，但一旦您鼓起勇气这样做，您会觉得负担减轻，您可以继续其他临终前的身体和情感的事务处理。在临终前有许多重要的事情要处理，但是接受这些失落往往是最痛苦的。

这种情况下通过哭泣和其他表达悲伤的方式来发泄情绪也是很好的。您并不需要一直强打精神假装坚强，或者在别人面前假装开心。听从内心的呼唤。

如果您的生活一直被悲伤和绝望主导，您可能会焦虑并患上抑郁症。抑郁症的症状在患病期间是正常的，但是如果症状持续长达两周以上，您就需要找医生谈谈了。然而，其中一些情绪也可能是由于生理上的问题。所以，告诉医疗团队您的情绪是非常重要的，因为这些情绪无论是什么原因导致的，都可以尽量被医疗团队控制。

5. 如何更好地适应和接受成为患者的事实

（1）树立正确的人生观：人生观在人的整个心理活动中，处于主导地位，起着调节、支配心理的作用。应该在充分了解人生观的基础上，肯定和鼓励人生观中积极的因素，克服消极因素。因此树立正确的人生观，为纠正患者心理障碍、恢复心理平衡打下基础。

（2）做情绪的主人：客观存在的事实既可以使人们获得成功、希望和快乐，也可导致苦闷、逆境和挫折。因此要学会用理智的力量控制自己的情绪，要做情绪的主人，不做情绪的俘虏。

（3）重新找回自尊：困扰癌症患者的主要思想问题是自尊心的丧失。患了癌症的人，担心周围的人可能会对自己另眼看待，原因一方面在于怕将癌症"传染"给别人，另一方面怕社会地位降低，并且由于某些治疗可能会改变人的外貌和形象，患者感到羞于见人。大多数癌症患者都会经历这样一段心路历程，时间会使这一切变得自然而然。患病后的心理锻炼也会使人把健康以外的一切看得平淡如水。可能疾病的折磨会使人失去自理能力，患者会因此感到难为情。其实这也没什么，当确实难以自理时，尽可享受亲人的照顾和护理，他们会为能够在您需要帮助的时候帮助了您而感到欣慰。如果一旦您的身体有所恢复，允许您去做一些事情的话，您一定要尽力去做，并且最好恢复从前的工作。这样，您会感到和健康人一样，您还是从前的您，还是那么有能力。如果不得不放弃以往的工作和兴趣，您也可以寻找或培养新的生活乐趣。

6. 如何缓解癌症相关懈怠疲怠状态

（1）首先应该充分认识和重视癌症相关疲劳，癌症相关疲劳（CRF）是由癌症或癌症治疗引起的，干扰身体正常功能并伴有持续性的主观上的疲劳感，是一种主观上的体验，常伴随着睡眠紊乱、情绪抑郁，或与疼痛一起出现。患者常把它描述为劳累感、虚弱、疲倦、精疲力尽，或行动缓慢、无力，一些本来举手之劳的事都要经过很大努力才能完成，患者常因感觉太疲劳而无法进行积极的个人活动。有些患者可能主要有肢体沉重感，不想做任何事，不能睡觉或睡得过多，不能集中注意力，有悲伤、易怒的情绪。与健康者经历的疲劳相比，癌症相关疲劳更严重、更痛苦、更难以通过休息而缓解，它能长期存在并干扰日常生活、严重影响生活质量。因此通过教育让患者充分了解癌症相关疲劳的产生机制、不良后果，从而积极配合医护人员有效地应对疲乏、缓解疲乏。

（2）对于一般情况良好的患者，运动将能有效地减轻疲劳，如散步、做操、练气功等活动，通过有氧运动能改善患者情绪，减轻焦虑，分散患者对疾病的注意力，促进身体新陈代谢及增加身体的免疫功能，从而消除和缓解疲劳。

（3）加强心理护理。癌症相关疲劳的重要表现就是心理障碍，因此加强心理护理尤为重要。通过医护人员贴心的服务、专业的心理疏导，亲人朋友的关爱照顾以及全社会的支持重视，有效地减轻或缓解癌症相关疲劳的程度。

（4）如患者病情较重，可通过药物治疗。

7. 如何更合理地对待肿瘤疼痛

肿瘤引起疼痛的原因很多：①肿瘤生长迅速，造成器官包膜紧张牵拉；②肿瘤压迫神经根、神经干或神经丛；③肿瘤引起空腔脏器梗阻；④消化道肿瘤破裂引起出血及穿孔；⑤肿瘤本身破溃感染并引起周围组织坏死；⑥肿瘤浸润血管，局部缺氧；⑦放疗或手术的后遗症。

合理处理疼痛就是重中之重。首先，应该知道疼痛对人体是有伤害的，这已经不单纯是一种症状了，而是一种疾病。而且一旦有疼痛，不管是早期、中期、晚期患者，都要给予关注，都有治疗的意义。应该充分了解疼痛是患者自己主观的感受，即自己去评估疼痛的情况，如疼痛的部位、性质，疼痛的时候有无其他的症状等；并且如果使用止痛药物，应该知道使用止痛药物时疼痛缓解情况，有无不良反应，如有无恶心、呕吐，头晕等症状。

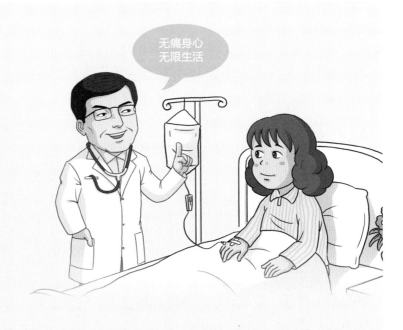

8. 如何均衡饮食

（1）宜多吃含钾丰富的食物，如苹果、橘子、玉米、鱼、瘦肉等，并多吃含各种维生素的新鲜蔬菜和水果，富含纤维素的食物如芦笋、白菜、萝卜等，不宜多吃油腻食物，也不宜吃含饱和脂肪多的食物。

（2）营养要均衡，根据需要，各营养素要摄入适量、齐全，除充足优质的蛋白质外，一般应以低脂肪和适量碳水化合物为主。注意补充维生素、纤维素等，这些可从新鲜蔬菜和水果中获得。

（3）烹调方法和进食方法要讲究，能增进食欲，在食物的选择、制作、烹调上，应创造食物良好的感观。还要根据患者的消化能力，采取少量多餐，粗细搭配，流质、软食与硬食交替，甜咸互换等形式进餐。吃饭前，尽量避免油烟味等不良刺激。在患者放、化疗间歇期，抓紧食欲好转的有利时机补充营养。

（4）食谱结构要合理，癌症患者食谱切不可简单和单一。应该是品种多、花样新、结构合理，在制作食谱时，要尽可能做到：清淡和高营养的食物相结合，质软易消化和富含纤维素的食物相结合，最好在医生的指导下进行。

（5）应多吃富含维生素C的食物，如绿叶菜、苦瓜、鲜辣椒、新鲜的水果等，有利于铁铜的吸收。咖啡和浓茶含鞣酸高，影响铁的吸收，应尽量避免饮用；食物中的草酸也会影响铁的吸收，草酸含量高的菠菜、苋菜、鲜笋等应先去草酸

（开水焯过）后食用。

最好能在医生或营养师的专业指导下，合理安排饮食及增加营养。单纯医疗性增加营养的方式可能仅仅只是一种安慰措施。

9. 如何安排适度的锻炼

适当的体育锻炼有助于增强患者的身体免疫力和帮助术后恢复，然而在手术、放化疗后，患者体质相当弱，不是每项锻炼项目都适合。患者如平时体质较好，做了根治术后，身体恢复较好，可以选择有兴趣、运动量大的锻炼项目，如慢跑、游泳等；若体质较差，肿瘤治疗不彻底，身体恢复较慢，则应选择散步、太极拳之类的项目，由易到难、循序渐进，会有较好的效果。如果患者在住院期间，场地有限，可以选择散步、按摩等；出院休养期间则可根据自己的基础、体质、爱好、环境选择地势平坦、空气新鲜、有花草树木、较为清静的地方。

10. 如何对待照顾肿瘤患者的人员

患者在住院期间，其诊断、疾病预后及紧接而来的一连串检查治疗都是陪护家属所无法控制的。因而家属会产生极大的无力感和不确定感，在照顾、陪同患者的同时，家属还有自己的生活，有的甚至还要坚持工作，这使他们面对许多身心问题。而医院治疗护理的重点均在患者身上，常常忽略了家属，这种忽略反过来可能又间接影响患者的身心康复。因此，应当关注照顾患者的人，体谅他们的压力和心情，与他们充分沟通，共同参与照护。

11. 女性在化学治疗后是否能妊娠

化疗可能会对卵巢造成损伤，严重影响年轻女性患者的生活质量。目前，年轻女性患者化疗后生育能力的保护和生活质量的提高日益引起关注。相关文献认为，卵巢功能受损的程度与化疗药物类型、药物剂量、用药时间及患者的年龄相关，可出现卵巢功能不全、早绝经和不孕。年轻的女性患者化疗后有部分仍具有生育能力，因而有化疗结束后一定时间自然妊娠分娩的报道。为提高年轻女性患者化疗后的生育能力，化疗前注意评估化疗可能对生育功能产生的影响、尽量选择对卵巢功能影响小的药物、采用辅助生殖技术等都有助于增加妊娠机会。

12. 患者的心理康复应注意哪些问题

肿瘤患者在诊疗过程中都会有一些负面情绪，这可能会直接影响到疾病的康复。在此我们提供一些简单的原则性指导，促进患者心理康复：不要相信"癌症等于死亡"这种古老的说法，要建立"带瘤生存、和平共处、过好每一天"的新理念。尽可能将不良情绪合理地宣泄出来，可以向家人、朋友、医护人员诉说，主动获得社会支持，改善不良心理状态。多接触大自然，在身体条件允许的情况下尽可能多去大自然中活动。有意识地进行心理的自我调节，如通过深呼吸放松、太极、瑜伽、冥想、养生气功等方式，此外进行体育锻炼也是调节心理的良好方式。必要时去看心理医生，应用心理治疗方法和技术以及药物改善情绪症状。不要以为是自己造成了癌症而责怪自己。寻找一个和患者相互尊重、信任的医生，诊治过程中与他合作。不要对最亲的人隐瞒自己的担忧，让最亲近的人陪伴患者去看医生，共同谈论治疗方法。

13. 是否应该在肿瘤治疗的同时应用中药

中医中药是我国的传统医学，有悠久的历史，相对于西方医学而言，在疾病病因的认识、治则治法的应用等方面均有独到的特色，从整体上出发，可调整身体多种功能。国内学者的研究表明，化疗过程中应用中医辨证论治联合化疗的方法，有可能改善患者的营养状况、增强体质、提高免疫功能、减轻化疗的毒副作用，是综合治疗的一部分。

14. 确诊结直肠癌后饮食需要如何调整

许多结直肠癌患者存在不同程度的营养不良，其发生率可达 30%~50%，手术创伤和应激会使患者的消化、吸收、排泄发生改变，增加营养不良风险，使患者对化疗药物毒副作用的敏感性更高，承受能力降低，造成免疫功能下降，可导致化疗中断，甚至病情恶化，影响患者的康复和远期预后。因而应该选择合理的营养支持途径，改善营养状况，合理的饮食有助于疾病的康复。应遵循营养全面、少量多餐的原则。一般推荐选择：高热量、高维生素、低脂肪的清淡饮食，禁忌辛辣食物。研究结果显示，富含蔬菜和水果的膳食模式与癌症患者的总体生存率升高相关。除蔬菜和水果外，推荐的膳食模式结构是多吃鱼和家禽，少吃红肉和加工肉类；多摄入低脂肪，而非全脂肪制品；多吃全谷物食品，而不是成品精粮产品；多摄入来自坚果和橄榄油的脂肪，而非其他来源的脂肪。

15. 患者家属应该如何跟患者交代病情

人们通常会担心告诉患者真实病情可能会引发患者本人产生心理问题，并进而拒绝接受治疗。有的患者家属甚至认为，告诉真相会对患者造成伤害和痛苦。一项问卷调查结果显示，绝大多数患者（99%）都希望知道他们所患疾病的全部信息，所有患者都不愿人们对他们隐藏真相。几乎所有患者都想知道治疗可能带来的益处和不良反应，以及他们的预后情况。选择合适的时机和方法告知肿瘤患者是尊重肿瘤患者知情权的最好方式。在与患者沟通信息时，应选择合适的地点，确保环境安静整洁，尽量避免受到干扰；应根据患者的具体病情以及其教育程度、文化背景、经济状况、社会关系、心理及性格特点采取个体化的沟通方式，要讲究谈话的艺术，对不同的患者不能采用千篇一律的方法告知病情。一般来说，可由浅入深逐步告诉病情，使患者有一定的思想准备，这样比较容易接受癌症带来的打击。

16. 选择什么样的医院治疗

随着社会的不断进步，各行各业的分工变得越来越细，俗话说"隔行如隔山"，不可能要求一个计算机网络专家拥有图像处理方面的全部知识，看病也是一样，不可能要求一个普通内科的大夫拥有比肿瘤专科大夫更多的肿瘤方面的知识，所以当患者确定要因结直肠癌就诊时，请选择去肿瘤专科或肿瘤医院，尽量找到最合适的医疗技术和医生，保证患者得到规范合理的治疗。对于晚期姑息治疗效果不好的患者，从经济和情感上应提倡在社区开展对症治疗，同样也需要在专科医生的指导下进行。

17. 患者家属应该如何配合医生的工作

患者住院期间将接受各项医疗检查，患者家属应尽快熟悉陌生的医疗环境及住院的相关事宜，与医护人员及时进行良好的沟通，了解疾病的发生发展规律以及饮食、治疗和术后康复等方面知识，接受适当医疗、护理知识的指导，帮助医生护士共同与患者进行沟通，使患者在亲情的感召下提高依从性，使患者充分认识到治疗的目的、意义及遵从医嘱的重要性，调动患者的积极性，增加患者的安全感，激发患者以乐观自信的心态正确对待疾病、配合治疗和护理，促进功能恢复和心理康复，延长患者的生存期。

18. 辩证看待癌症与死亡

不要相信"癌症等于死亡"这种古老的说法，因为癌症与死亡并不是"相等关系"。世界卫生组织提出癌症有"3 个 1/3"，即 1/3 的癌症可以预防，1/3 的癌症可以治愈，还有 1/3 的癌症可通过医疗手段改善患者的生活质量并延长生存期。得了癌症，即使是到了晚期仍然有治疗办法，有的可以减轻痛苦，有的还可以帮助患者长期带瘤生存，积极进行规范合理的综合治疗，一样可以有美好的生活。

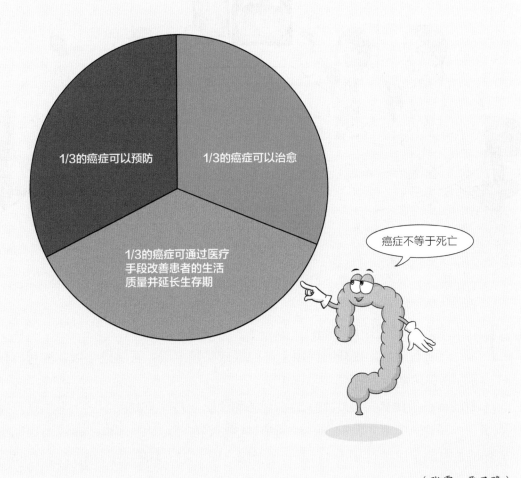

（张霁　贾子豫）

五、诊疗思路指引

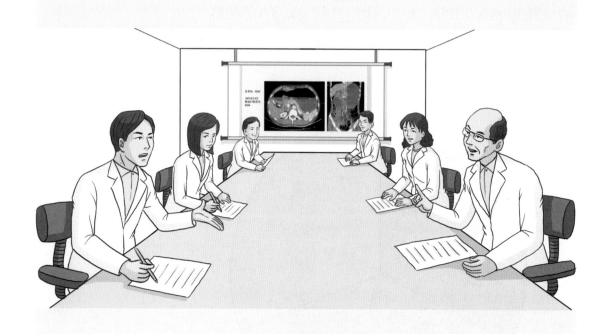

·············· （一）早期结肠癌 ··············

1. 什么是早期结直肠癌

以前普遍认为癌细胞仅限于黏膜层或黏膜下层，无淋巴结以及血行转移者称早期结直肠癌。

目前有些指南认为癌细胞穿透结直肠黏膜肌层浸润至黏膜下层，但未累及固有肌层，无论有无淋巴结转移，称为早期结直肠癌（pT$_1$）。新规范建议对早期结直肠癌的黏膜下层浸润深度进行测量并分级，即 SM$_1$（黏膜下层浸润深度≤1mm）和 SM$_2$（黏膜下层浸润深度 >1mm）。

2. 早期结直肠癌的治疗原则

对于结直肠黏膜内癌、无高危因素的带蒂癌性息肉或可完整切除的宽基底息肉，仅进行内镜下黏膜切除术治疗可以获得与外科切除手术同等的效果，且术后无需辅助治疗。对于存在高危因素的 T_1 肿瘤以及不能完全切除的无蒂癌性息肉仍应进行结肠癌切除及淋巴结清扫术治疗。结直肠癌高危因素包括：取样标本提示肿瘤组织破碎，组织学等级 3~4 级，水平切缘或垂直切缘阳性或切缘未净或脉管浸润。部分切缘阳性的患者存在再次进行内镜电切的可能，需要根据具体情况进行分析，如无需再次进行内镜手术应进行根治术切除。

3. 影响早期结直肠癌内镜切除术预后的因素有哪些

根据最新的指南，影响早期结直肠内镜切除术后预后因素包括：手术切除标本的完整性、水平及垂直切缘、组织学特征。

4. 什么是结直肠原位癌

癌细胞生长未超出肠壁的黏膜层者，此为 0 期结直肠癌。

5. 什么是结直肠癌性息肉

癌细胞生长超出肠壁的黏膜层至黏膜下层者，此为 1 期结直肠癌。

6. 结肠息肉有哪些形态

目前，临床上息肉的形态分型主要有 WASP 分型、巴黎分型、山田分型、中村分型。山田分型是临床上应用最简便、最广泛的一种，主要与有蒂无蒂相关，且各分型的癌变率不一，其并发症也与选择的治疗方法有关。山田分型分为 I 型（呈无蒂半球形，隆起息肉与黏膜之间角度大于 90°，色泽与周围黏膜相似或稍红）、II 型（呈亚蒂半球形，隆起息肉与黏膜之间角度小于 90°，表面较红，中央可见凹陷）、III 型（息肉有亚蒂，表面不光整呈菜花样、棒状或山脉状，息肉与黏膜之间角度小于 90°）、IV 型（有蒂，蒂长短不一，表面光整，可伴糜烂或呈颗粒状）。

7. 电子肠镜下处理息肉的原则

原位癌和癌性息肉通常可以通过电子肠镜切除。病理科将检查被切除的组织，确定切缘是否为阴性，来明确是否为 T_1 肿瘤。患者可能存在其他息肉，所以做整个结肠的电子肠镜检查是非常必要的，应该尽量把能切除的所有息肉一并切除，对怀疑会再次进行根治术的息肉应该予以小金属夹标记以便术中再次定位。

8. 结肠镜对诊断早期结直肠癌的意义

结肠镜可检视肿瘤大小、形态、部位、活动度，能切除息肉或早期微小癌灶，对可疑病灶能取组织进行活检。在结直肠癌普查中，常作为评价各种初筛检效果的"金标准"，是目前结直肠癌诊断最有效的手段，对早期发现癌灶、早期治疗、提高结直肠癌术后的生存率都有十分重要的意义。

9. 什么是结肠癌家族史

直系亲属中有不到 50 岁时患上结肠癌者，在父系家族或母系家族中有 2 人及以上患结肠癌，都是有结肠癌家族史。大约 1/4 的新发患者有结肠癌家族史。

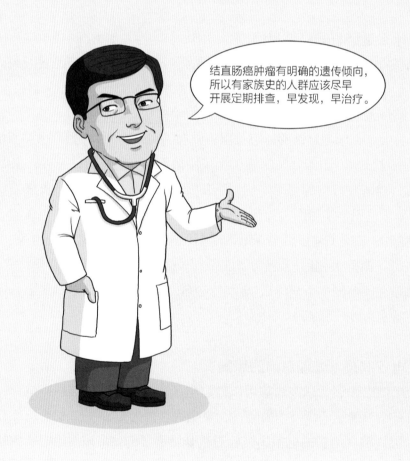

结直肠癌肿瘤有明确的遗传倾向，所以有家族史的人群应该尽早开展定期排查，早发现，早治疗。

10. 结肠癌家族史在收集病例资料中的意义

结肠癌可在家族中蔓延，而有家族史是罹患结肠癌的一项高危因素。如果直系血亲患有结肠癌，那么本人罹患结肠癌的风险会增加；如果多位亲属罹患结肠癌或者亲属在很年轻时就罹患结肠癌，那么本人罹患结肠癌的风险会更大。对于所有结肠癌患者，医生均应根据《NCCN 结直肠癌筛查临床实践指南》中的规约询问其家族史。对于有家族史的结肠癌患者，医生向患者说明其家族成员也有相对高的罹患结肠癌风险，对其家族成员进行侵略性肿瘤风险评估是非常重要的。医生可能会对患者的基因进行检测，以评估肿瘤是否存在基因遗传因素。

11. 早期结肠癌手术治疗的选择

早期结肠癌如病理诊断为腺癌，术前影像学评估为可切除的结肠癌（Ⅰ期、Ⅱ期和部分Ⅲ期），同时患者应有手术适应证，而无绝对禁忌证，这样的患者应该进行根治性手术。但如果患者高龄、合并有严重内科疾病、不能承受手术及麻醉风险、有手术绝对禁忌证，不建议手术。

12. 早期结肠癌复发的危险因素有哪些

包括肿瘤部位、肿瘤大体类型、肠壁浸润深度、组织分化程度、分期、淋巴结转移、肠梗阻的存在等。

13. 何时需要对结肠镜手术切除术患者进一步做根治性补救手术

息肉直径超过 1cm、组织学上有绒毛结构或高度不典型增生，晚期腺瘤，有肿瘤家族史，腺瘤位于近端结肠。以上可能都是结肠息肉的危险因素，需要考虑进一步治疗。

14. 标准手术治疗的要求是什么

为了将结肠癌切除术标准化，提高手术的质量和疗效，学者们提出了全结肠系膜切除的概念。与直肠周围存在的解剖平面相似，在结肠周围也存在由胚胎发育形成的明确的解剖学平面。脏层腹膜由直肠向上延伸，覆盖左侧的乙状结肠和降结肠，直至胰腺的后方，包被十二指肠、胰头、盲肠、升结肠及右侧肠系膜根。基于以上解剖学特点，提出全结肠系膜切除概念，即在直视下连续锐性分离，将筋膜层从壁层分离，获得被脏层筋膜层完全包被的整个结肠系膜，保证安全地暴露并结扎供血动脉起始部。手术范围由肿瘤的位置和潜在淋巴转移模式确定。

该手术可保证获得由完整结肠系膜包被的肿瘤标本，防止因结肠系膜内血管及淋巴引流暴露而增加肿瘤播散的概率，还可以保证清扫距离肿瘤最近前三站的淋巴结，从而获得最多的淋巴结检出数量。

15. 手术治疗的术后病理应关注哪些项目

应重点关注报告中所说的肿瘤位置、肠壁浸润深度、与周围组织器官的关系、肿瘤分化程度、淋巴结转移数目、淋巴结清扫范围、Dukes 分期、有无家族病史、基因表达等。

（吴晓江　冯梦宇）

（二）无转移的浸润性结肠癌（局部进展期结肠癌）

1. 什么是无转移的浸润性结肠癌

周围脏器浸润性结肠癌称为局部晚期结肠癌。通常，临床上术前检查提示肿瘤直接侵犯或与周围组织脏器粘连时，均视为周围脏器浸润性结肠癌，当周围脏器浸润性结肠癌患者不存在肝、肺、脑等远处脏器转移时，称为无转移的浸润性结肠癌。近来研究发现，对术前诊断为局部晚期结肠癌的患者实施肿瘤切除后，病理学检查提示肿瘤与周围脏器之间的粘连存在两种类型，一种是肿瘤直接侵犯周围脏器或形成癌性穿孔；另一种为肿瘤所致的炎性粘连，即粘连的脏器未受癌细胞侵犯。因此，最新的美国癌症联合委员会和国际抗癌联盟《结直肠癌 TNM 分期指南（第七版）》对周围脏器浸润性结肠癌的定义是病理组织学证实癌细胞已浸润至周围脏器组织的结肠癌，并将其纳入 T_4 期；而受累脏器组织若为炎性粘连时，依据病理学检查视肿瘤累及肠壁的深度分别纳入 T_1~T_4 期。术前临床 TNM 分期与术后病理学分期相比，两者诊断的周围脏器浸润性结肠癌存在较大差异。研究表明，术前诊断为结肠癌侵犯或与周围脏器粘连的患者，术后病理证实受累器官组织的炎性浸润比例占 27.5%~60%，癌性浸润占 40%~72.5%，由此可见，有相当比例的病例并不是真正意义上的周围脏器浸润性结肠癌。因此，明确周围脏器浸润性结肠癌的概念有助于临床医生优化对此类患者的手术方式选择及术后疗效评价。

2. 对于无转移的浸润性结肠癌应该完善哪些检查

术前分期是无转移的浸润性结肠癌最重要的一个步骤，决定着后续的治疗措施。近年来，随着影像学技术的发展，CT 检查以及内镜超声检查已成为结肠癌术前诊断和分期的常用手段。CT 检查对判断结肠癌肿块大小以及浸润范围具有较高的敏感度和精确度，并能了解有无区域淋巴结转移，对于术前分期及治疗方案的选择具有指导意义。内镜超声对判断肿瘤大小、浸润范围、浸润深度、与周围组织关系等有诊断价值。总之，表现为浸润性结肠癌的患者需行一整套完备的分期诊断检查，包括病理组织学检查、全结肠镜检查、全血细胞计数、血生化检查、癌胚抗原检测、胸腹盆腔 CT 检查。CT 检查时应静脉注射和口服造影剂。如无腹盆增强 CT 检查或有检查禁忌，可考虑腹盆增强磁共振检查加 CT 检查。专家组的共识是术前基线检查时不常规推荐进行正电子发射计算机断层扫描（PET）。当 CT 或磁共振检查怀疑但不能确定是否存在转移灶，并且转移与否将影响治疗策略时，则可用正电子发射计算机层扫描进一步检查。

3. 应该在什么情况下做正电子发射计算机断层扫描检查

治疗中不应该使用正电子发射计算机断层扫描来监测疗效，推荐使用增强 CT 或磁共振检查。正电子发射计算机断层扫描适用于：常规检查不能明确分期，并且有可能通过手术进行根治的恶性肿瘤患者；复查发现肿瘤标志物持续增高，但常规检查未发现复发转移或疾病进展征象的患者。

4. 无转移的浸润性结肠癌的初始治疗是什么

对可切除的无转移的浸润性结肠癌，首选的手术方式是切除加区域淋巴结整块清扫。对有明显肠梗阻的患者可切除结肠癌，可行手术切除并改道、支架扩张后行Ⅱ期结肠切除术。支架扩张仅是为避免结肠造口暂用于欲行手术治疗的患者。如果肿瘤为局部不可切除或是患者不能耐受手术，推荐先进行化疗，因为化疗可把肿瘤转化为可切除的。

5. 哪些情况需要进行新辅助化学治疗

一般认为，无远处转移的局部进展期结直肠癌患者进行新辅助化疗较为合适。出现远处脏器转移和腹腔广泛转移的患者即便肿瘤缩小也不能全部作为手术适应证，而病变较早的患者则容易因为化疗无效而失去最好的手术机会。所以，一般的结直肠癌新辅助化疗研究多纳入经病理证实的进展期结直肠癌患者，这些患者有客观可测量的病灶便于评价效果，患者的其他脏器功能可以耐受化疗，并且要获得患者的同意。推荐患者接受新辅助化疗时，医生一定要交代清楚新辅助化疗的优缺点，让患者了解新辅助化疗可能给他带来的好处，以及从心里接受可能带来的疾病进展以及延误手术时机的后果。

目前看来，结直肠癌的新辅助化疗主要基于以下几点发挥其临床上的重要作用：

（1）手术切除原发肿瘤可能会刺激剩余肿瘤细胞的生长。

（2）肿瘤周围组织在术后血供改变影响化疗药物浓度及放疗效果。

（3）新辅助化疗、放疗的组织病理学反应与预后正相关。

（4）可以达到降期的目的，提高手术切除率及保肛概率。

（5）减少术中播散的可能性，降低肿瘤细胞活性。

（6）消除潜在的微转移灶，降低术后转移复发的可能。

（7）术前通过可测量病灶及术后标本准确判定临床缓解率和病理学有效率。

（8）新辅助治疗可剔除不宜手术治疗的患者。对于部分生物学行为差的结直肠癌，肿瘤进展迅速，辅助治疗期间即可出现局部广泛浸润和远处转移，这类患者即便行手术切除病情也会很快复发。

（9）通过术前辅助治疗了解肿瘤对治疗的反应如何，来确定患者术后是否需要继续治疗。

6. 哪些情况进行术后辅助化学治疗

无转移性结肠癌患者术后辅助治疗的选择应根据分期而定：专家组推荐部分Ⅱ期及所有Ⅲ期患者根治术后进行 6 个月的辅助化疗。专家组不推荐除临床试验外使用贝伐单抗、西妥昔单抗、帕尼单抗和伊立替康辅助治疗非转移性结肠癌。

7. 术前分期在结肠癌治疗中的意义

由于外科技术的改进，新的治疗手段以及放疗技术的进步，化疗药物以及分子靶向药物的出现，结肠癌的治疗近年来取得了长足进展。临床多学科综合治疗团队的出现，使结肠癌治疗进入了多学科综合治疗时代。多学科综合治疗是指临床多学科工作团队，通常是两个以上的相关学科（一般包括多个学科的专家，如内科、外科、放疗科、医学影像科、病理科、介入科、护理和心理治疗专家以及社会工作者等）组成固定的工作组，针对某种疾病进行定期定时的临床讨论会，提出综合性的诊疗意见。结肠癌治疗中第一个步骤是对患者进行包括术前在内的临床分期的全面评估。临床分期是结肠癌治疗的前提，因为对病期不同的结肠癌患者，治疗的方法有显著的差异。对结肠癌的术前分期，一般采用 CT 和超声检查等进行诊断。对于术前评估不可切除的病灶，就要进行必要的术前治疗。

8. 什么情况下需要术后辅助放射治疗

术后分期为 T_4 期（肿瘤直接侵犯周围组织或器官）的患者建议行术后辅助放疗，以降低局部复发率。另外，以下情况也需要术后辅助放疗：非根治性切除，有肿瘤残存，切缘阳性；手术术后病理提示 T_3、T_4 和/或淋巴结转移；行根治性手术术后病理提示淋巴结转移。

9. 0~Ⅲ期结肠癌患者的随访要求是什么

在术后 2 年内，患者应每 3~6 个月做一次常规体检，如果无异常，可每半年体检一次直至术后 5 年。

术后 1 年内应复查结肠镜，部分患者术前肠梗阻未进行全结肠镜检查，应在术后 3~6 个月内复查。如果患者年龄不到 50 岁，需经常复查结肠镜。合并晚期腺瘤患者需在 1 年内复查。而未合并晚期腺瘤者，可在术后 3 年内复查，然后每 5 年复查一次。

T_2 或更大肿瘤，应监测癌胚抗原，每 3~6 个月复查一次至术后 2 年。无异常者可每 6 个月监测一次至术后 5 年。如果癌胚抗原升高而影像学检查无异常时，应每 3 个月复查一次直至癌胚抗原不再升高。

有复发高危因素的患者可考虑进行胸、腹、盆腔 CT 检查，每年 1 次直至术后 3~5 年。

10. 血液肿瘤标志物在随访中的意义

与结肠癌相关的肿瘤标志物包括：CA50、CA72-4、CA19-9、CA24-2 及癌胚抗原。其中癌胚抗原的临床指导意义最大。T_2 或更大肿瘤，术后应常规监测癌胚抗原，该指标的水平可间接提示病情变化，但应结合影像学检查评价病情。术后每 3~6 个月复查一次至术后 2 年，无异常者可每 6 个月监测一次至术后 5 年。如果癌胚抗原升高而影像学检查无异常时，应每 3 个月复查一次直至癌胚抗原不再升高。

11. 哪些症状可能预示肿瘤复发，应引起警惕

当患者出现无明显诱因的腹痛、腹胀等不适，大便习惯改变如腹泻、便秘或两者交替出现，有黏液便、黏液脓血便或大便变细变形等，感到乏力、贫血，有进行性消瘦或触及腹部包块时，应及时到医院就诊进行检查以确认是否肿瘤复发。

12. 辅助化学治疗的不良反应与疗效相关吗

辅助化疗的不良反应与每一种辅助化疗药物相关，许多患者认为化疗不良反应与疗效相关，其实不尽然。不良反应因个体差异而表现不同，可以通过药物来对症治疗，与疗效无相关性。

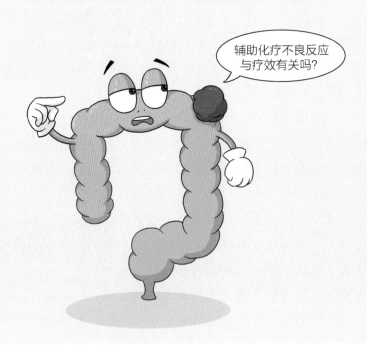

13. 靶向治疗在辅助治疗中的意义

以往的很多研究及许多临床试验均未证实靶向药物应用于术后辅助治疗可以有效延长患者生存寿命。同时辅助治疗中加用靶向治疗会加重不良反应，而对延长生存期无益。目前仍有临床医生及研究机构对于有明显靶向病灶的患者尝试靶向治疗，但仍未有明确证据，故应根据患者具体情况进行多学科查房讨论决定进一步方案。

14. 辅助化学治疗应关注并询问医生哪些问题

（1）辅助化疗一般在术后 4 周左右开始，此时患者的体力状况基本恢复正常。特别注意患者术后进食需恢复，围手术期并发症需缓解。因此，加速康复外科的应用十分重要，可以使患者术后尽快恢复身体状态，不延误化疗时机。

（2）病理分期为Ⅱ期的结直肠癌患者接受单药与联合化疗生存受益相仿，但Ⅲ期患者从联合治疗中获益更明显。同时需结合患者身体状况、年龄、基础疾病、病理类型综合考虑，选择单药口服或联合化疗。

（3）辅助化疗期间需根据患者的体力状况和不良反应进行合理的剂量调整，密切观察患者营养及体力状况，务必保持体重，维持身体免疫功能。当不能耐受联合化疗时可减量或调整为单药，尽量保证治疗周期。

（吴晓江　范彪）

（三）初诊转移性结直肠癌

1. 初诊转移性结直肠癌最常见的转移部位

初诊转移性结直肠癌常见的转移部位是肝脏、肺、卵巢，骨骼及脑少见。

（1）肝脏：肝脏是结直肠癌最常见的转移部位，根治性手术后仍有 30%~50% 的患者发生肝转移。其中 20%~35% 的患者仅有肝转移而不伴其他部位转移，另有 10% 左右的患者是孤立性或局限于一叶，其治疗效果较其他癌瘤所致肝转移好。可切除的肝转移患者，术后 5 年生存率可达 23%~44%。结直肠癌肝转移切除后复发，有一半是在肝内，再次切除仍可达到治愈目的，5 年生存率为 16%~41%。

（2）肺：肺转移常发生于乙状结肠癌和直肠癌术后，晚于肝转移的时间，可由肠道原发灶通过椎旁静脉系统直接转移，也可由肝转移灶转移而来。其中约2%的结直肠癌根治术后患者有孤立的肺转移，可以手术切除。肺转移早期常无症状，多由随诊胸部X线检查发现，在术后随诊中胸部X线检查发现的肺部块影约40%是由肿瘤细胞转移引起。约2%根治术后的患者有孤立单一的肺转移灶可切除，有症状的肺转移常不能手术切除。

（3）卵巢：卵巢是女性结直肠癌患者术后转移的一个特殊部位，通过种植转移，也可通过血道或淋巴结转移，发生在术后5~77个月，平均28.2个月。卵巢转移早期无症状，术后随诊中盆腔B超检查可发现无症状的卵巢肿大和占位。约有4%的患者卵巢转移为孤立性而可再次进行手术切除。

（4）其他：在骨骼（0.9%~10.9%）、腹腔（2%）、脑（0.7%）、左锁骨上淋巴结等处的复发或转移，单独复发的较少，通常为多处复发、转移的一部分。

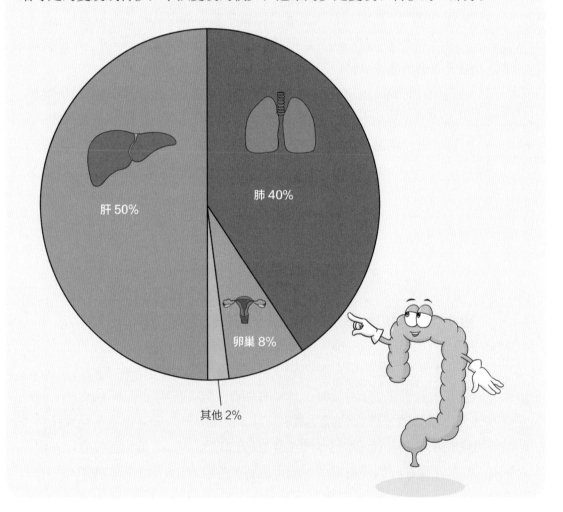

肝 50%

肺 40%

卵巢 8%

其他 2%

2. 初诊确诊为转移性结直肠癌的患者应该完善哪些检查

大约 55% 的结直肠癌会出现转移，而当初诊时即发现转移，称为同时性转移。研究显示，约有 20%~34% 的患者会出现同时性肝转移。因此，在确诊为结直肠癌时，如果医生考虑可能存在远处转移，则应完善各项检查，明确转移部位和数量，并争取获得病理学和分子标志数据，为下一步治疗提供指导。

（1）全结肠镜检查。

（2）胸部、腹部和盆腔增强 CT 检查，如果 CT 影像不清楚，可行磁共振检查。

（3）血常规、生化全项。

（4）肿瘤标志物。

（5）检测 *KRAS* 与 *NRAS* 基因，有可能检测 *BRAF* 基因。

（6）有可能进行针吸活检。

（7）有可能进行正电子发射计算机断层扫描（PET）检查。

（8）多学科专家综合病例资料，讨论后制订合理的治疗方案。

3. 什么情况下要做针吸活检有创检查

通过针吸活检可获得不正常病灶组织或细胞学病理结果，从而明确是否存在肿瘤细胞。同时可获得转移病灶的分子病理学（*KRAS* 基因等）指标，指导下一步治疗。

4. 什么情况下要做正电子发射计算机断层扫描或磁共振检查

一般不采用正电子发射计算机断层扫描检查评估结直肠癌。但是，当其他检查项目（如 CT 检查或磁共振检查）提示患者的转移病灶可通过外科手术实现根治性切除，就需要进行正电子发射计算机断层扫描检查，以便发现其他检查未发现的转移病灶。如果存在肝转移，在评估能否接受手术根治时，增强磁共振检查评估较正电子发射计算机断层扫描或 CT 检查更好。

5. *KRAS*、*NRAS*、*BRAF* 基因检测的意义是什么

约有 40% 的结直肠癌患者存在 *KRAS* 基因的突变。如果被确诊为Ⅳ期结直肠癌，了解 *KRAS* 基因状态非常重要。因为在一线治疗失败以后，*KRAS* 基因状态将影响治疗选择。而且如果 *KRAS* 基因是野生型的，还需要了解

NRAS、*BRAF* 基因的状态。当然，这些检测必须在获得认证的专业实验室进行。

6. 多学科讨论（MDT）的意义

当检查结果初步确诊为晚期结直肠癌，存在肝脏或肺脏转移时，建议病例资料由一个富有经验的多学科协作团队进行充分讨论，特别需要有一名具有肝转移手术经验的外科医师参加。通过多学科的讨论，最后制订出个性化的优化治疗策略和模式，明确是否存在手术根治机会。

7. 晚期结直肠癌新辅助化学治疗（转化治疗）的获益和风险是什么

晚期结直肠癌新辅助化疗可以使患者尚未被发现的恶性肿瘤能够提前接受治疗，能够早期观察到化疗疗效以便决定后续的治疗方案，如果患者出现早期进展，能够避免进行局部治疗。

获得收益的同时也存在风险，新辅助化疗会诱发脂肪性肝炎和肝脏增大，同时还会对肝脏小血管造成损伤，如果化疗效果较差出现肿瘤快速进展或化疗效果过好使得局部肿瘤消失都会使患者丧失手术机会。

8. 术前新辅助化学治疗注意事项

转移性结直肠癌确诊时大多数不可切除。然而，对那些转移灶仅局限于肝脏的患者，而且是因为累及重要结构而不可切除者，越来越多医生使用术前化疗来缩小转移灶体积以便将其转化为可切除。但是当肝脏或肺转移灶数目太多时，单靠化疗很难完全根除一个转移灶播散结节，不太可能让这类患者达到病灶完全切除的目的，所以此类患者不适合接受转化性化疗。新辅助化疗的不良反应基本与其他时期的化疗反应相同，掌握适应证多可使患者受益。需要注意的是应用含伊立替康或奥沙利铂的化疗方案会有导致脂肪肝的潜在危险。因此，为了限制肝脏毒性的发生，建议在病灶变为可切除时应尽快手术。

9. 晚期结肠癌化学治疗需要多长时间

晚期结肠癌又无法手术根治时，医生一般会建议继续化疗，期间定期复查，倘若耐药就会更换方案，一直到对奥沙利铂、伊立替康等治疗均失败，而后建议给予最佳支持治疗或参加临床试验，希望这样会延长患者生存期。但这样给患者带来莫大的压力，使患者几乎看不到希望。所以临床上应用比较灵活，如果经过化疗患者病灶缩小可手术切除则选择手术治疗，如果患者对某一化疗方案敏感，应用一段时间病情稳定可适当延长化疗周期或减为单药治疗。

10. 贝伐单抗和西妥昔单抗的应用时机

美国国家癌症网络专家组不推荐除临床试验外使用贝伐单抗、西妥昔单抗辅助治疗非转移性结直肠癌。二者主要应用于晚期结直肠癌患者。

贝伐单抗可抑制肿瘤的血管生成，它可与除表皮生长因子受体抑制剂及阿柏西普以外的任何方案联合，但不推荐单药使用贝伐单抗。贝伐单抗与单药伊立替康联合也是一个可行的方案。如果之前的治疗没有使用贝伐单抗，疾病进展后可以考虑在后续的治疗中使用贝伐单抗。

西妥昔单抗一直被研究作为单药或与伊立替康联合用于转移性结直肠癌初始治疗后进展的患者。*KRAS* 基因的第 12 或 13 号密码子突变的肿瘤对表皮生长因子受体抑制剂（如西妥昔单抗、帕尼单抗）治疗不敏感。因此所有转移性结直肠癌患者均应进行肿瘤组织的 *KRAS* 基因检测，原发灶或转移灶组织均可，若已知密码子 12 或 13 有突变，均不应使用西妥昔单抗，近期研究认为 *NRAS* 基因突变患者也不宜应用该药物。*KRAS* 基因野生型患者如果进展前的治疗中不含表皮生长因子受体抑制剂，那么推荐进展后的治疗包括：西妥昔单抗加伊立替康，西妥昔单抗或帕尼单抗加亚叶酸钙、5- 氟尿嘧啶、伊立替康，或西妥昔单抗或帕尼单抗单药。如果进展前的方案含有表皮生长因子受体抑制剂，那么后续的治疗就不建议继续应用表皮生长因子受体抑制剂。

11. 多程化学治疗失败后如何考虑进一步治疗

如果患者奥沙利铂、伊立替康和表皮生长因子受体抑制剂治疗均失败，建议给予最佳支持治疗或参加临床试验。局部病灶进展影响生活质量时可采取适当局部姑息治疗以提高患者生活质量。

12. 结肠癌腹腔转移后是否还能手术切除

转移灶常在局限性结肠癌治疗后发生，肝脏是腹腔常见的转移部位，未经手术治疗的肝转移患者 5 年生存率相当低。部分患者手术切除结肠癌肝转移灶后疾病有可能治愈。外科手术方法可安全地应用于仅局限于肝脏的复发性病灶。潜在可切除的转移性结直肠癌患者，一旦确诊即应接受多学科团队评估，包括外科会诊（即有一位有经验的肝脏外科医生参与肝转移瘤患者的讨论）来评估切除的可能性。只有当手术能完全切除所有已知病灶时才能考虑手术，因为肝转移瘤的部分切除或减瘤手术没有益处。

13. 结肠癌腹腔转移后如何治疗

伴有腹膜转移并引起梗阻或者感觉即将出现梗阻者，姑息性的手术方法包括结肠切除、转流性造口、梗阻肠段的短路手术、支架植入，然后给予有效的化疗。非梗阻性疾病的主要治疗是全身化疗。对浸润性转移的患者进行肿瘤细胞减灭术和围手术期腹腔热灌注化疗尚属于研究阶段，不推荐用于临床试验以外的患者。晚期结肠癌的化疗有多种化疗方案，主治医生开始可能会为患者选择一种密集化疗方案。一线治疗有四组化疗方案可供选择。靶向治疗有时用于晚期肿瘤的治疗。如果肿瘤出现进展，可以继续选择基于初始化疗方案的二、三线治疗。

（吴晓江　杨合利）

·········· （四）晚期结直肠癌的全身治疗 ··········

1. 什么是晚期结直肠癌的全身治疗

晚期结直肠癌通常随着病情的进展会转移到身体其他部位，医生要应用药物阻止病情的进展，全身性治疗包括化疗和分子靶向治疗，多数通过静脉滴注给药。即使结直肠癌术后的患者，存在复发转移等高危因素情况下，也要应用全身性治疗预防疾病复发，这就是通常所说的辅助化疗。

2. 手术前在什么情况下需要进行全身性治疗

术前化疗又被称作新辅助化疗，可以及早治疗临床或亚临床的微小转移灶，减少术后的复发和转移；降低临床分期，缩小原发病灶，增加手术机会；使手术时肿瘤细胞增殖能力处于最低状态，减少术中癌细胞播散。但也有潜在的缺点：化疗可诱导肝损伤；可能因为肿瘤早期进展，错过"手术机会的窗口期"。

3. 什么是一线、二线和三线化学治疗

不能手术切除或术后复发转移的患者最先被推荐使用的方案就是一线治疗，但是一段时间后由于化疗药物敏感性下降或不良反应不能耐受等原因导致复发和进展，再采用的化疗方案就是二线治疗，二线方案失败之后采用的方案为三线治疗。

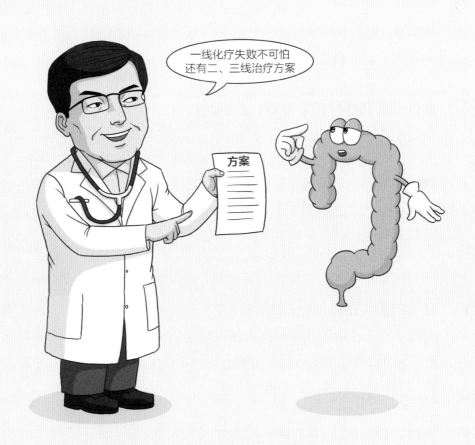

4. 一线化学治疗的标准方案有哪些

根据国际和国内诊疗规范，目前结直肠癌一线化疗方案推荐的有：奥沙利铂联合氟尿嘧啶；伊立替康联合氟尿嘧啶；奥沙利铂联合卡培他滨。

5. 氟尿嘧啶和卡培他滨有什么区别

传统的氟尿嘧啶通过静脉给药；卡培他滨是氟尿嘧啶的衍生药物，可以通过口服给药，医生将根据患者情况合理选择给药方式。卡培他滨可以

在体内转化为具有细胞毒性的氟尿嘧啶，相比之下可以降低对正常人体细胞，特别是胃肠道细胞的损害。但是卡培他滨在治疗过程中出现手足综合征的概率要高于氟尿嘧啶，不过这个不良反应是可控的。

6. 以奥沙利铂为基础的方案和伊立替康为基础的方案有什么区别

二者均是国际和国内诊疗规范中推荐的标准治疗方案，在不良反应方面毒副作用较少，前者神经毒性较重，后者迟发型腹泻较为严重，但是这些不良反应一般情况下都是较轻微的、可控制的。

7. 如何预防和治疗伊立替康导致的腹泻

高危患者，即曾经接受过盆腔放疗、一般状态差、既往治疗间歇期短以及既往有慢性腹泻史的患者，要高度重视预防延迟性腹泻的发生，进行治疗时应注意方案和剂量的选择。治疗方面应及早应用止泻药如洛哌丁胺，并补充大量液体，如腹泻仍持续且超过 48 小时，则停用洛哌丁胺，改用复方苯乙哌啶、蒙脱石散等其他药物，并且应该开始预防性口服广谱抗生素，同时接受胃肠外支持治疗，注意保持水、电解质和酸碱平衡。

8. 什么时候应用分子靶向治疗

晚期患者无论使用几线治疗方法只要经济允许均可应用分子靶向治疗，有些靶向药物需要进行靶标检测，如西妥昔单抗需要检测 KRAS 及 NRAS 基因，野生型患者建议应用。有些靶向药物可直接应用，如贝伐单抗。

9. 应用西妥昔单抗应检测什么指标

应用西妥昔单抗前需检测 RAS 基因（包括 KRAS 及 NRAS）表达，野生型患者可选择应用，贝伐单抗目前尚无对应的特异性靶标检测。

10. 手术治疗结束后多长时间复查一次

对治疗后的结直肠癌患者进行定期复查和随访，术后前 2 年内每 3 个月复查 1 次，以后每 6 个月复查 1 次，5 年后每 1 年复查 1 次，并进行详细问诊和体检，包括肝脏 B 超及大便潜血、CEA、CA19-9 肿瘤标志物检测。高危复发患者可考虑每 1 年做 1 次胸腹盆增强 CT 检查（共 3 年）。术后 1 年内进行结肠镜检查，若无异常，每 3 年再复查 1 次；如果术前因肿瘤梗阻无法进行全结肠镜检查，术后 3~6 个月做结肠镜检查。

（吴晓江　季科）

（五）晚期结直肠癌的随访

1. 晚期结直肠癌的随访现状

结直肠癌是目前肿瘤科常见的疾病类型，发病率高，发病早期没有明显症状，仅出现大便潜血、稍微不适以及消化不良等临床表现，随着病情的发展，患者可能出现腹部包块、腹痛、大便习惯的改变，肠梗阻以及便血等不良症状，甚至还会伴随有消瘦、发热以及贫血等全身症状。手术治疗是结直肠癌临床上常见的治疗方式，手术治疗使得患者的 5 年生存率明显提高，但是 10 年、20 年的生存率并没有明显的改善，就是由于结直肠癌患者的预后与发现的时间紧

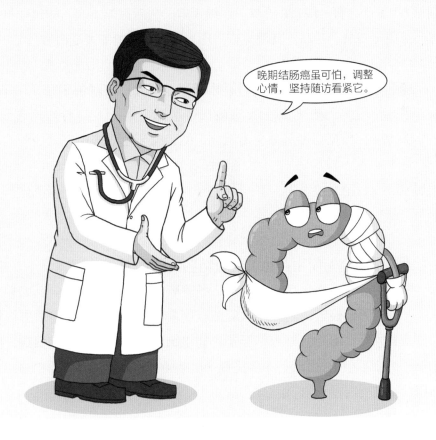

晚期结肠癌虽可怕，调整心情，坚持随访看紧它。

密相关，因此尽早发现病情并且在术后依旧能尽早发现复发转移才能更好地保证患者的预后。

而对于晚期结直肠患者，特别是无瘤生存患者来说，随访监测疾病情况，对评估患者生存情况和评估患者预期生存寿命，有巨大指导意义。

2. 晚期结肠癌无瘤生存患者的病史和查体复查周期

晚期结肠癌无瘤生存患者复查的病史和体检，着重于患者的不适主诉和专科查体，应每 3~6 个月复查 1 次，持续 2 年时间，然后每 6 个月复查 1 次，总共 5 年，5 年后则每年复查 1 次。如果复查结果异常，则可能需要进一步检查以确定是否出现肿瘤复发或转移。

3. 晚期结肠癌无瘤生存患者复查腹盆腔 CT 的周期

晚期结肠癌无瘤生存患者复查腹部、盆腔 CT 至少每年 1 次，其结果可以较明确地显示局部复发转移或腹盆腔内远处转移情况。可根据病情及腹部、盆腔 B 超结果，考虑每 3~6 个月做一次 CT 检查，坚持连续 2 年，如果结果正常，则每 6~12 个月做一次 CT 检查，连续 3 年，之后每年 1 次。如果体检发现异常，癌胚抗原（CEA）升高，其他检查出现异常等则可能需要随时进行 CT 检查。

4. 晚期结肠癌无瘤生存患者检测 CEA、CA19-9 的周期

晚期结肠癌无瘤生存患者应该在每次随访时，检测肿瘤标志物 CEA、CA19-9，根据病理具体免疫组化，如有需要也应该扩充其他肿瘤标志物项目，应每 3~6 个月 1 次，共 2 年；然后每 6 个月 1 次，共 3 年；5 年后每年 1 次。如果发现 CEA 或 CA19-9 升高，则可能需要缩短间隔时间或根据情况进行其他相关检查。

5. 晚期结肠癌无瘤生存患者复查结肠镜的周期

晚期结肠癌无瘤生存患者复查结肠镜应与术前肠镜相对应，如果术前已进行结肠镜检查，则应在术后 1 年复查结肠镜。如果术前未进行结肠镜检查，则应在术后 3~6 个月复查结肠镜。如果结肠镜检查没有发现腺瘤，则应在 3 年内再次复查结肠镜，之后每 5 年复查一次结肠镜。对于所有随诊检查出现的大肠腺瘤均推荐进行内镜下切除。

6. 晚期结肠癌复查发现 CEA、CA19-9 升高怎么办

如果晚期结肠癌患者复查 CEA、CA19-9 水平持续升高，则考虑可能存在肿瘤复发转移情况，应仔细询问病史及查体，根据情况完善 CT 等相关检查。如果晚期结肠癌复查发现 CEA、CA19-9 升高，但 CT 检查未见明显异常，则考虑肿瘤可能存在微小转移，如患者一般情况良好且手术病理提示肿瘤生物学行为较好，则建议在 3 个月后再次进行 CT 检查，如果患者治疗意愿较强、和 / 或存在明显复发危险因素、和 / 或未能进行规范辅助治疗则建议直接行正电子发射计算机断层扫描（PET/CT）检查。

7. 正电子发射计算机断层扫描和 CT 检查相比优势在哪

传统的 CT 检查只有当疾病发生到"形态改变"这一阶段才能发现，而正电子发射计算机断层扫描（PET/CT）将"形态改变"和"代谢异常"结合起来，以更好地鉴别诊断和定位。正电子发射计算机断层扫描检查昂贵，不推荐常规使用，但对于常规检查无法明确的转移复发病灶可作为有效的辅助检查。具体有以下几条优点：①当疾病早期处于分子水平变化阶段，病变区的形态结构尚未呈现异常，磁共振检查、CT 等检查为阴性时，采用 PET/CT 检查即可发现病灶所在，它能使医生看到器官的功能改变，在临床症状出现之前即诊断出疾病；②由于采用了新的技术，PET/CT 检查灵敏度比磁共振检查高，比 SPECT 高 10~100 倍，分辨率可达 4mm，可检出约 0.5cm 大小的病灶，图像清晰，诊断准确率高；③PET/CT 检查费用虽然较高，但和它所取得的效果比（主要是指导临床正确诊断），其最终结果可以为广大患者节省约 20%~30% 的费用；④PET/CT 中的 PET 检查可定性和定量分析病灶的功能和代谢信息，CT 检查则提供清晰的解剖信息，两者的融合图像能准确对肿瘤进行精确定位和定性诊断，检查结果较单独的 PET 检查、CT 检查或磁共振检查有更高的准确性，特别是显著提高了对小病变的诊断能力，使对肿瘤的诊断和治疗迈上一个新的台阶；⑤PET/CT 检查一次约 30 分钟全身扫描（头、颈、胸、腹、盆腔）就能分别获得 PET 检查和 CT 检查以及两者融合的全身横断面、矢状面和冠状面图像，可看到疾病在全身的受累部位，为治疗方案的制订提供足够的信息；⑥PET/CT 检查采用超短半衰期核素，CT 检查选用低毫安秒的条件，患者所受辐射相当一次单一部位 CT 平扫 + 增强检查的剂量。

8. 晚期结肠癌什么时候需要检查胸部 CT

肺是结肠癌常见的转移部位，在诊断结肠癌时约 11% 的患者发现肺转移，而肺转移可发生在结肠癌病程和治疗过程中的任何时期，所以对于有高危转移因素的患者应注意定期检查胸部 X 线或 CT，在患者经济条件允许的情况下，可按照腹盆部 CT 随访周期检查，如果患者经济上有困难也应该每两个周期进行一次胸部 CT 检查或者 X 线检查，而胸部 CT 检查比 X 线检查能更早地发现转移灶，所以建议尽量进行胸部 CT 检查。

9. 晚期结肠癌发现新病灶是否需要再次活检

根据以往的经验和各项指南，对已确诊结肠癌的患者复查发现肿物，经皮针刺活检仅限于考虑新发肿物不同源的情况。但是随着我们对肿瘤的认识逐渐加深，同源肿瘤也可能表现为不同病理类型，甚至在肿瘤的发生发展过程之中，肿瘤的病理类型和免疫组化项目也可能发生二次变化，所以目前认为二次活检是有必要的。一方面可能是化疗过程中细胞的生物学特点发生了变化，另一方面是随着研究的深入，一些以前没有被认识的治疗相关的检测需要重新明确。因此，当患者出现疾病进展，需要了解肿瘤生物学特点时，二次活检非常必要。

10. 晚期结肠癌发现新病灶是否还有机会再次手术

晚期结肠癌治疗后已经没有病灶，复查发现新病灶的患者中，大约只有 15% 的患者可以再次手术治疗。影响是否能再次手术的主要因素其实还是复发肿瘤在腹腔内情况、与周围脏器关系、肠管条件、是否包绕血管、是否侵犯大血管等，医生可能根据具体情况要进行更多的检查，比如正电子发射计算机断层扫描，腹腔血管造影等以确定是否适合手术治疗。

（吴晓江　李阳）

图书在版编目（CIP）数据

结直肠癌 / 季加孚主编 . —北京：人民卫生出版
社，2023.1
（肿瘤科普百科丛书）
ISBN 978-7-117-33315-3

Ⅰ. ①结… Ⅱ. ①季… Ⅲ. ①结肠癌 – 普及读物②直
肠癌 – 普及读物 Ⅳ. ①R735.3-49

中国版本图书馆 CIP 数据核字（2022）第 111092 号

人卫智网 www.ipmph.com 医学教育、学术、考试、健康，
购书智慧智能综合服务平台
人卫官网 www.pmph.com 人卫官方资讯发布平台

肿瘤科普百科丛书——结直肠癌
Zhongliu Kepu Baike Congshu——Jiezhichang'ai

主　　编　季加孚
出版发行　人民卫生出版社（中继线 010-59780011）
地　　址　北京市朝阳区潘家园南里 19 号
邮　　编　100021
E – mail　pmph @ pmph.com
购书热线　010-59787592　010-59787584　010-65264830
印　　刷　北京盛通印刷股份有限公司
经　　销　新华书店
开　　本　787×1092　1/16　　印张：9
字　　数　156 千字
版　　次　2023 年 1 月第 1 版
印　　次　2023 年 1 月第 1 次印刷
标准书号　ISBN 978-7-117-33315-3
定　　价　49.00 元

打击盗版举报电话：010-59787491　E-mail：WQ @ pmph.com
质量问题联系电话：010-59787234　E-mail：zhiliang @ pmph.com
数字融合服务电话：4001118166　　E-mail：zengzhi @ pmph.com

52检